AF263987

fuss-fetischismus

Der Fuß als Objekt der Begierde

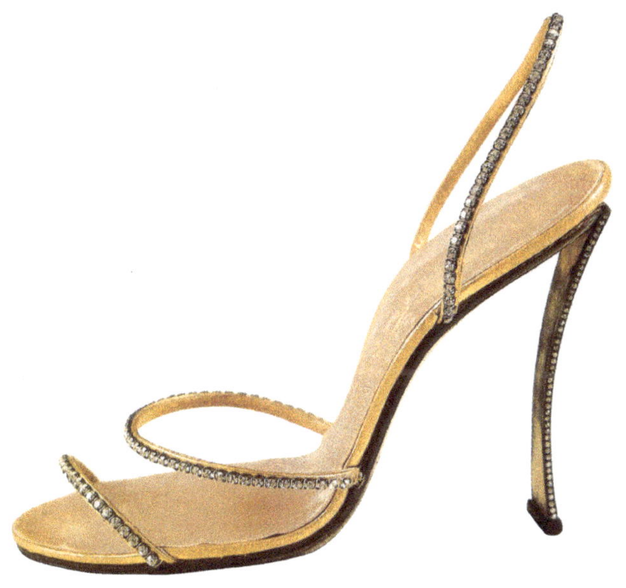

Layout:
Baseline Co. Ltd
Ho-Chi-Minh-Stadt, Vietnam

ISBN: 978-1-64699-151-8

Gedruckt

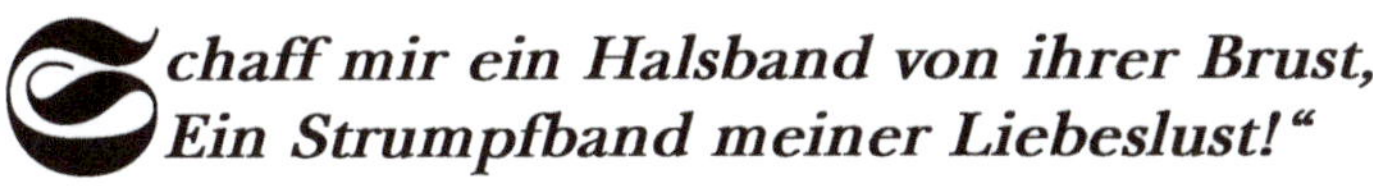
„Schaff mir ein Halsband von ihrer Brust,
Ein Strumpfband meiner Liebeslust!"

Goethe, Faust

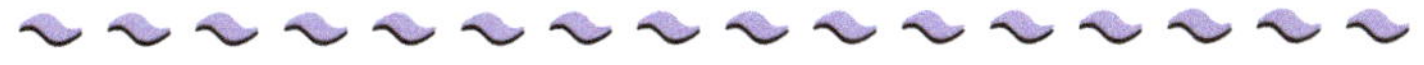

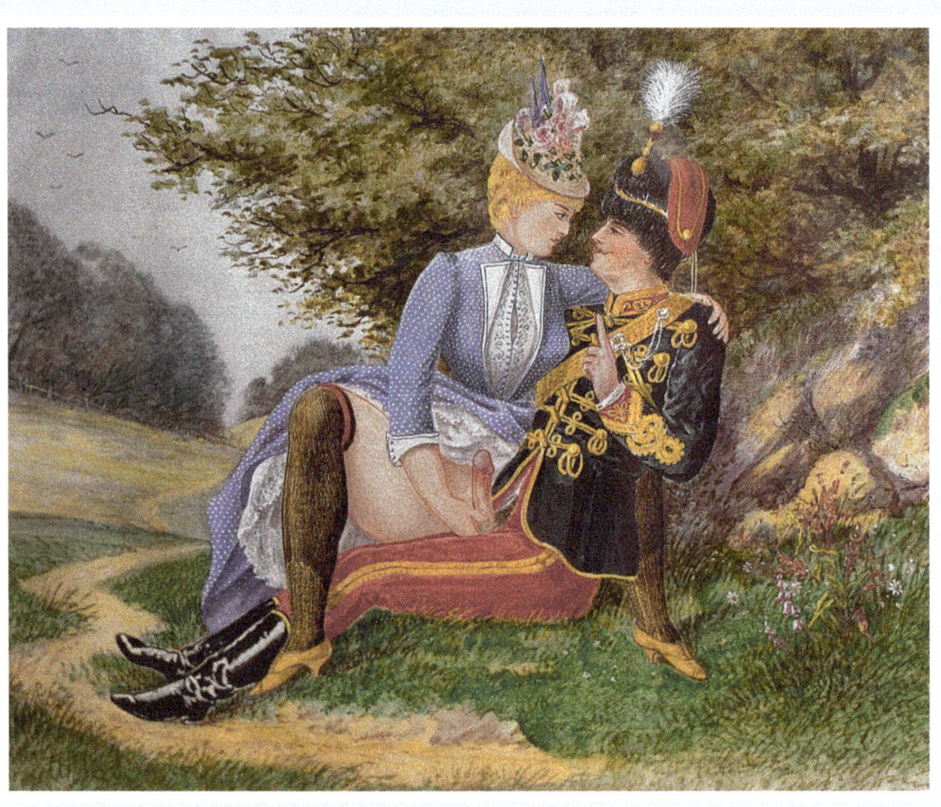

1. Aquarell aus einem englischen Album, 1880.

Jeder Liebende ist in gewisser Hinsicht ein erotischer Fetischist. Er liebt Objekte, die in intime Berührung mit der geliebten Person gekommen sind, und misst ihnen einen besonders hohen Wert bei. Über sie vergewissert er sich der Nähe des geliebten Objektes. Auch spezielle körperliche Ausdrucksformen dieser begehrten Person können zum Symbol für die Bedeutung des Partners als eines geliebten Wesens werden: eine Art zu lächeln, eine Art zu gehen, „the way you wear your hat, the way you sip your tea"*. Ebenso können körperliche Merkmale, wie Haarfarbe, die Augen, der Mund, die Kleidung, zum Movens der Verliebtheit werden. Heute scheint ein Wert wie Jugendlichkeit selbst zu einem überwertigen Fetisch geworden zu sein.
Solange diese dinglichen und körperlichen Symbole für die Gesamtheit des geliebten Wesens stehen, kann man von einem „normalen Fetischismus" sprechen.

*„die Art, Deinen Hut zu tragen, die Art, Deinen Tee zu trinken"

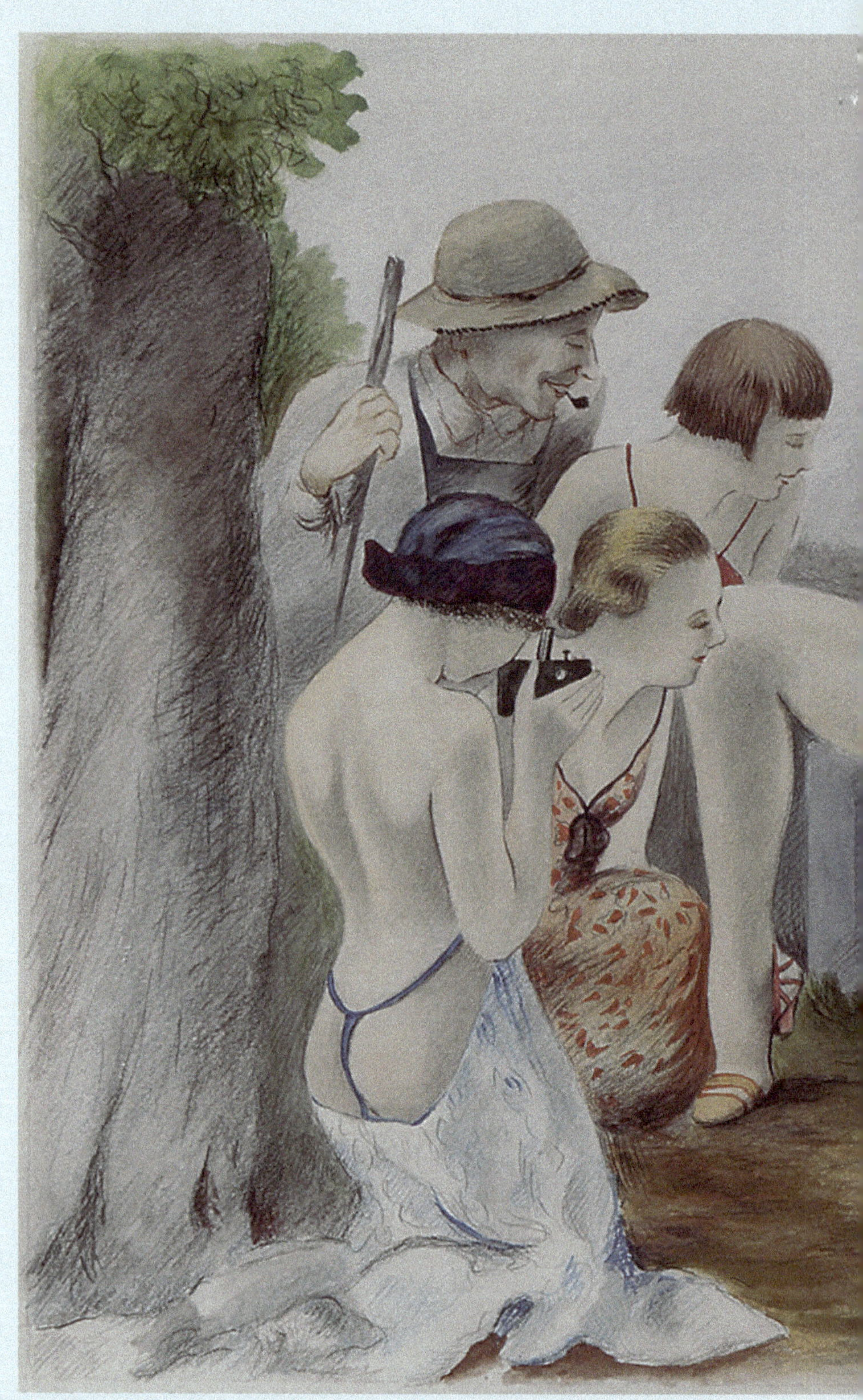

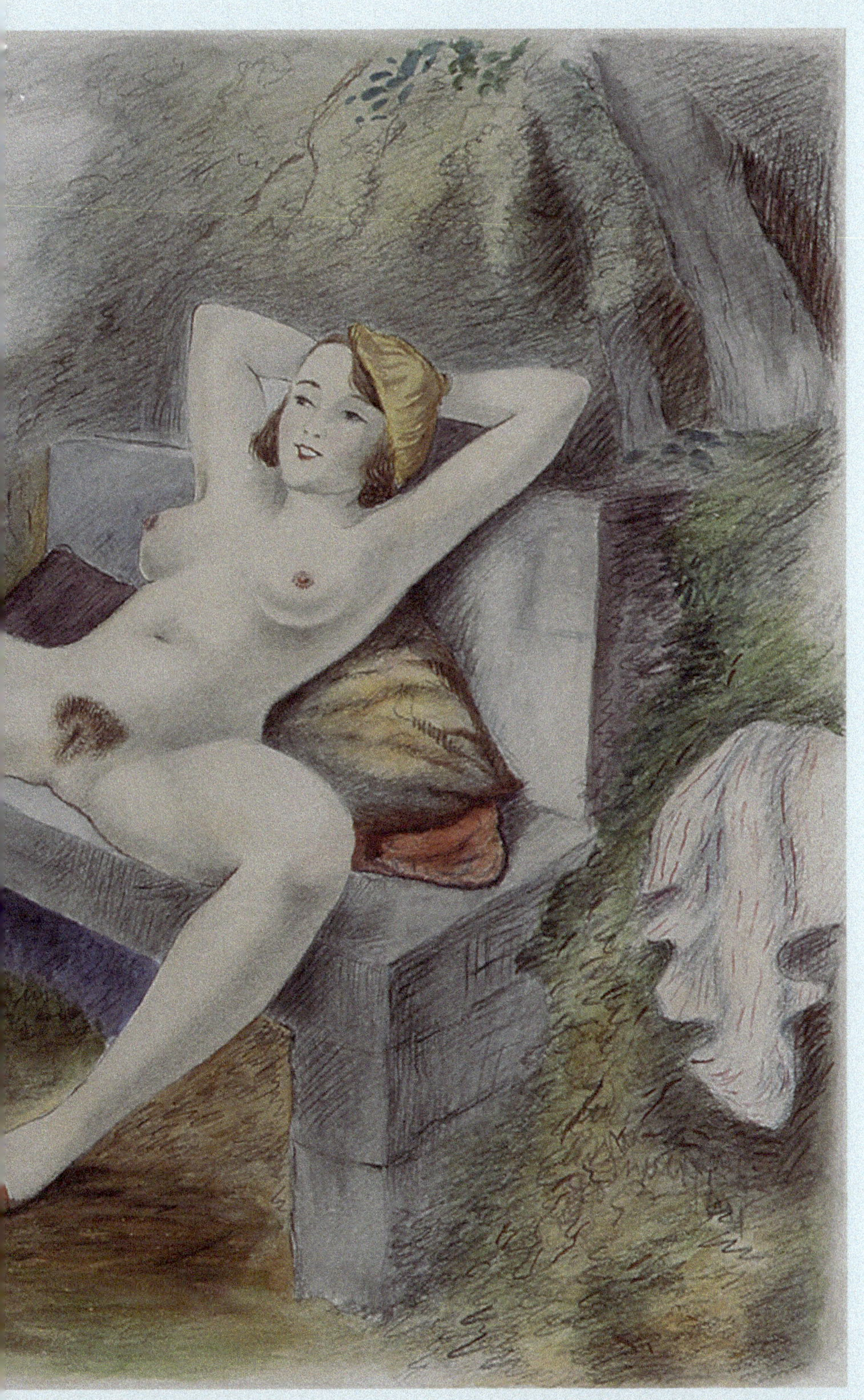

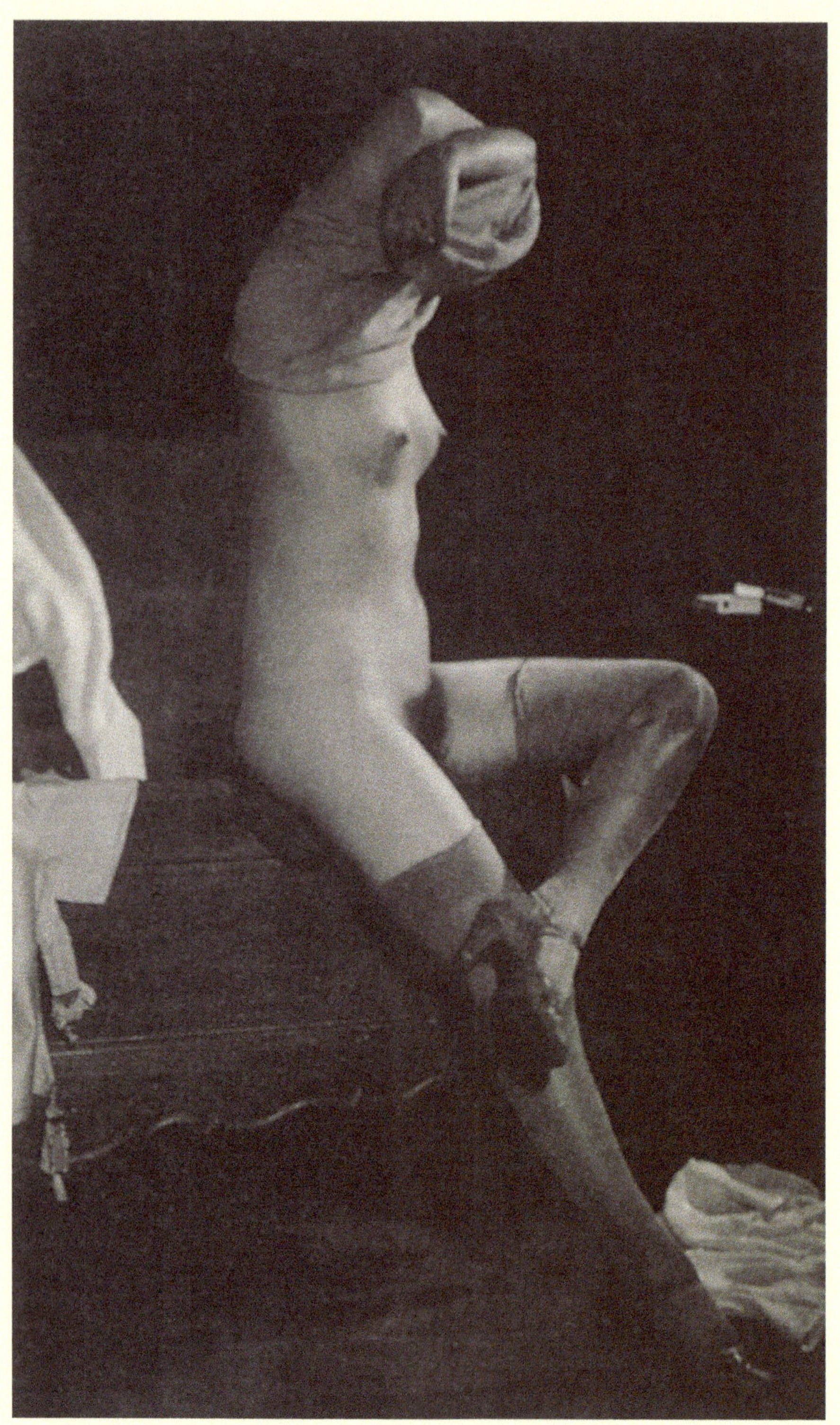

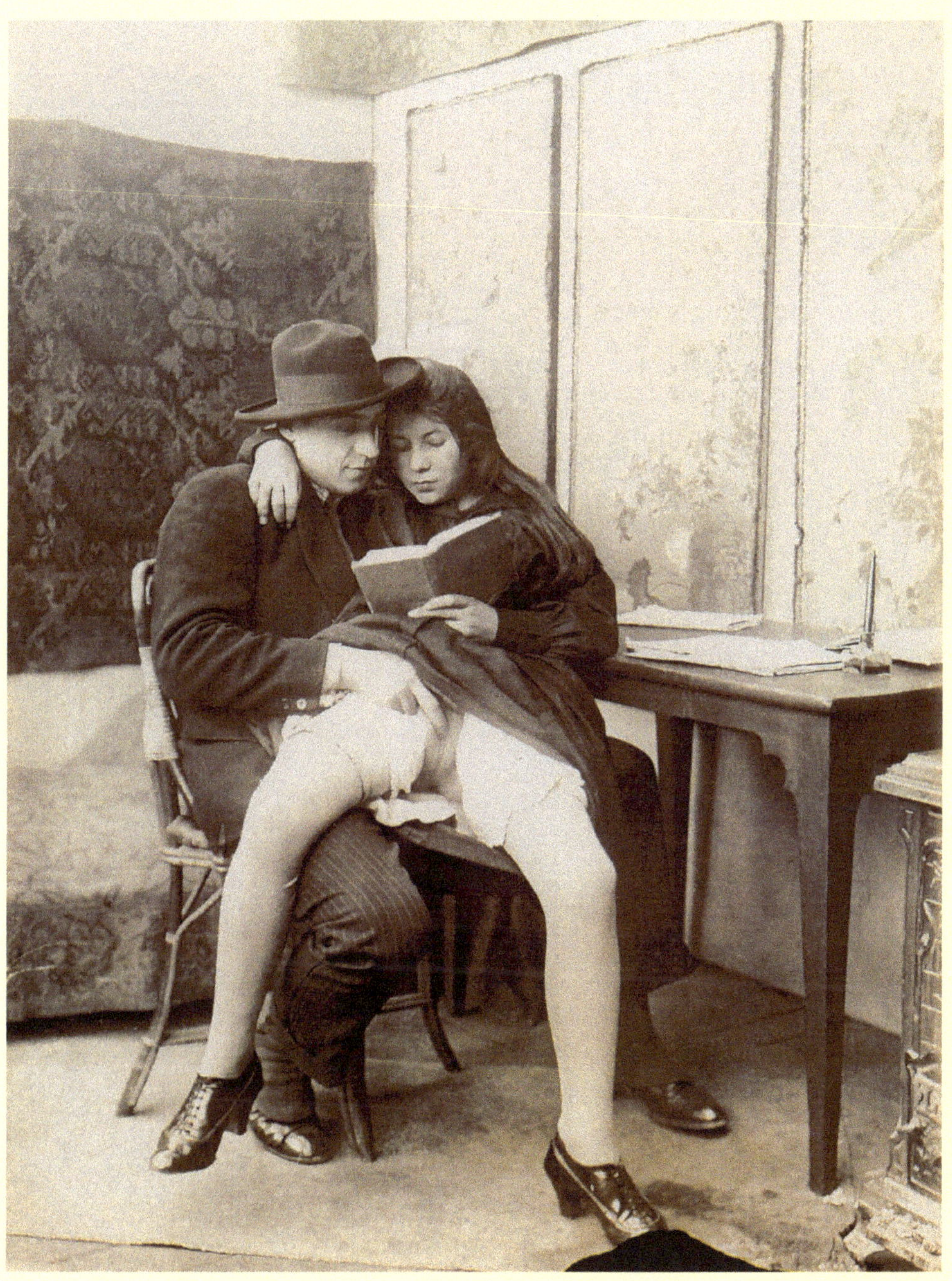

2. *Voyeurs*, Rojan, um 1930.
3. Photo einer jungen Pariserin, um 1930.
4. Photo, Paris, um 1900.

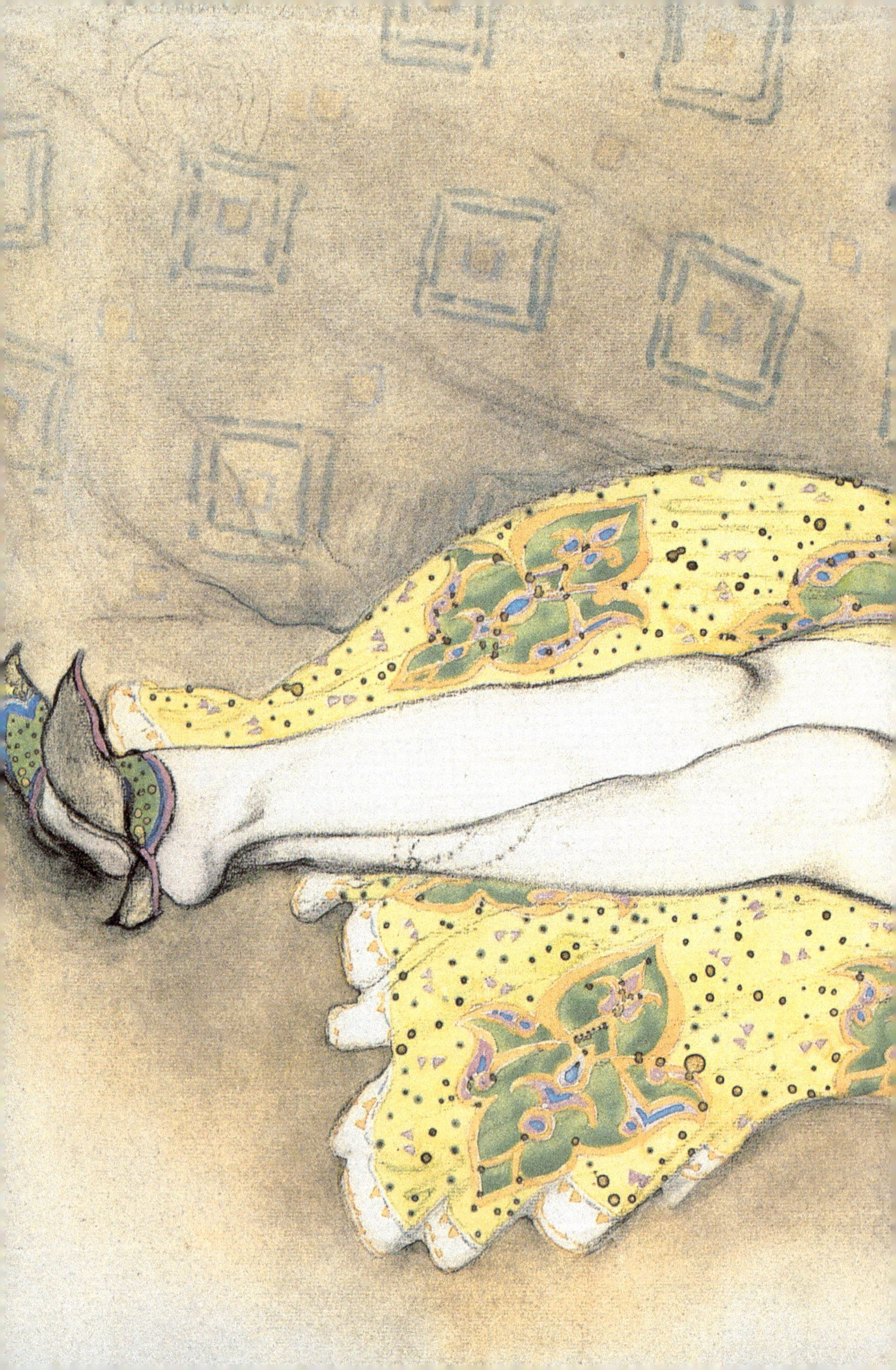

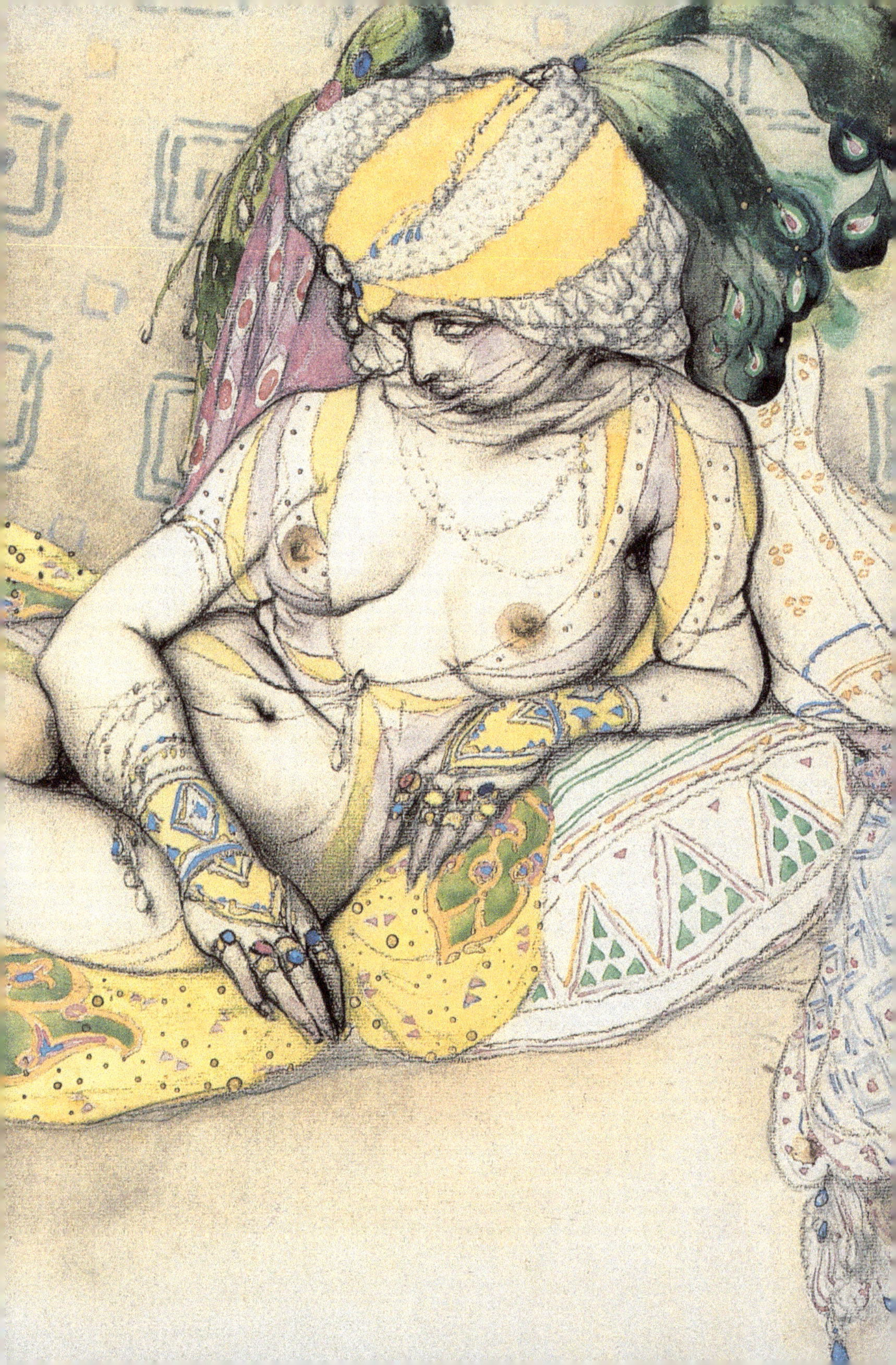

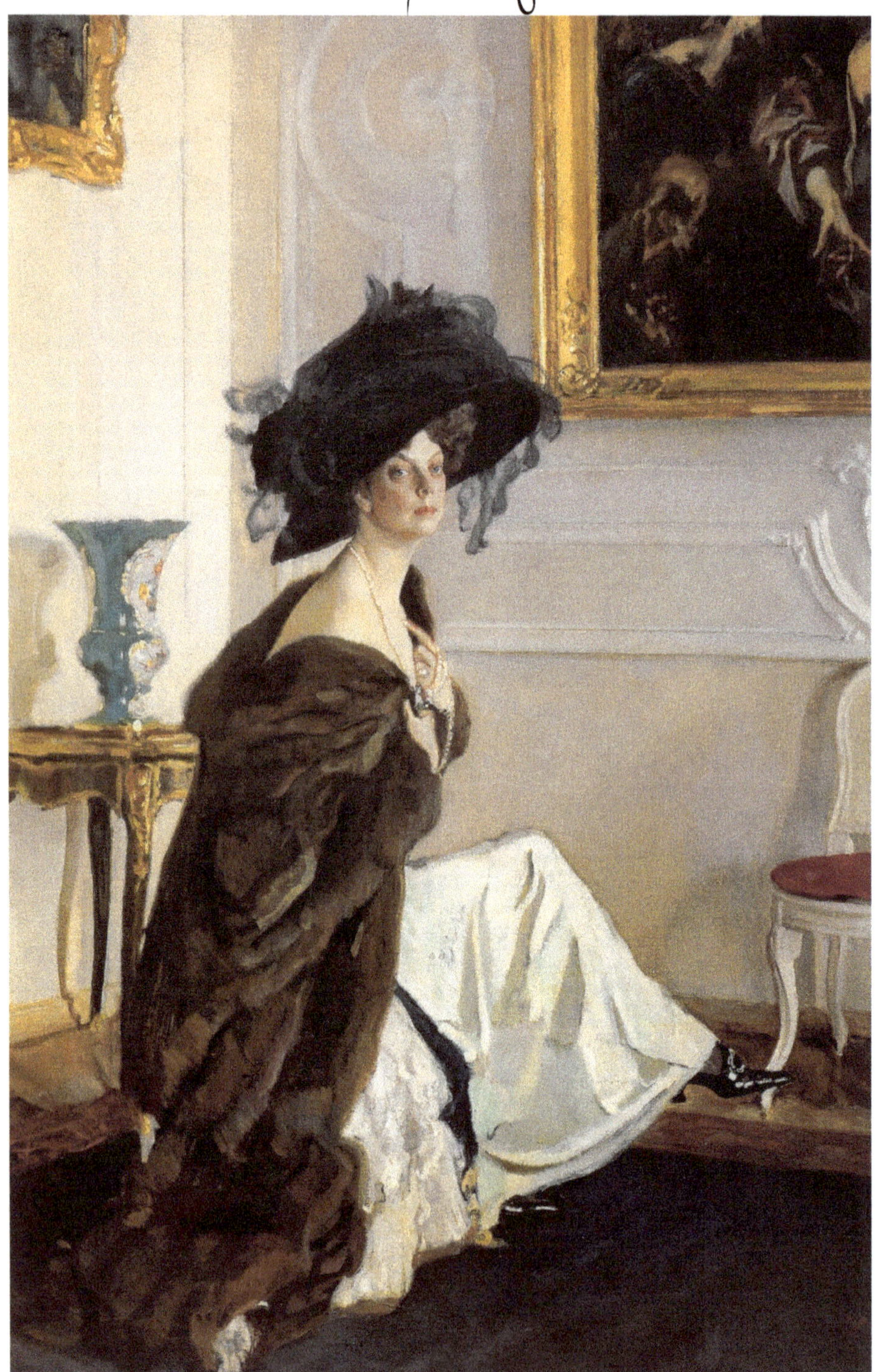

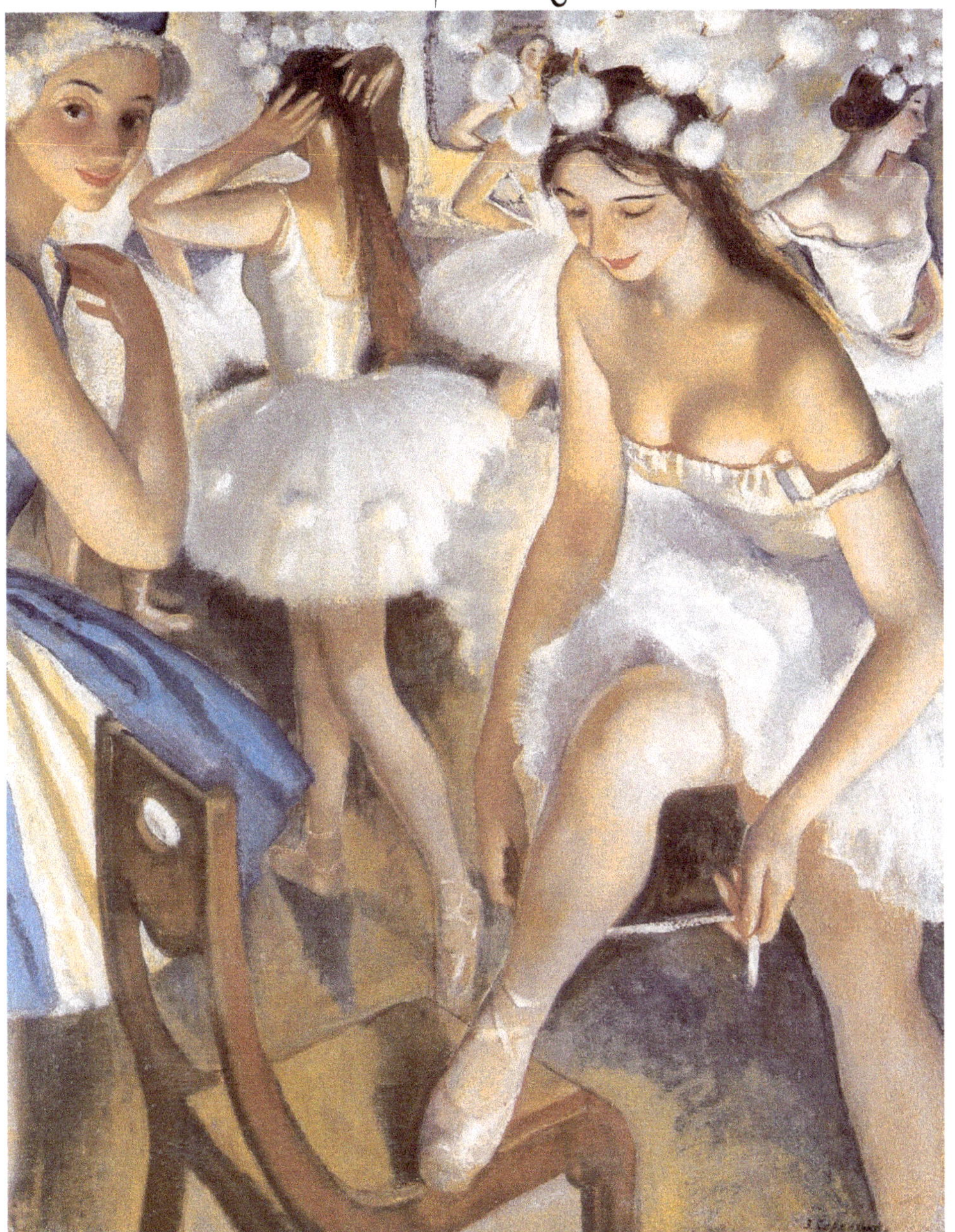

5. *Die gelbe Sultanin*, Léon Bakst, 1916.
6. *Portrait der Prinzessin Olga Orlova*, Valentin Serov, 1911.
7. *Tänzerloge. Schneekristalle*, Zinaïda Serebriakova, 1923.

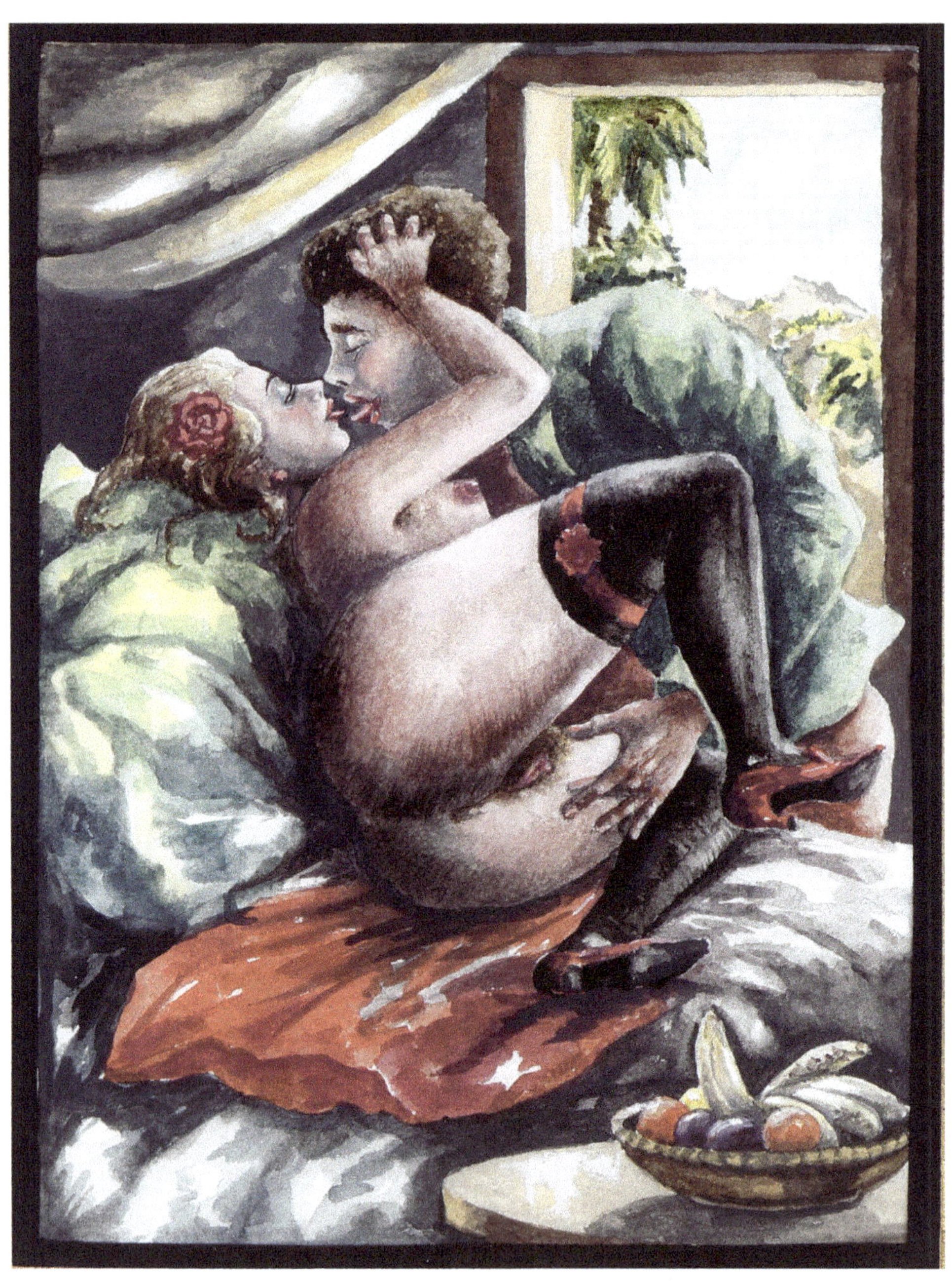

8. Aquarell, De Monceau, um 1940.

Nun gibt es aber Formen, in welchen der Sexualpartner völlig hinter dem Symbol verschwindet, ja, in denen das Symbol seines Symbolcharakters entkleidet ist und an und für sich als Sexualreiz wirkt. Hier spielen Teile der Kleidung, insbesondere Schuhe, Strümpfe, Taschentücher und Unterwäsche eine große Rolle. In der klassischen Literatur sind Fälle bekannt, in welchen Taschentücher, Wäschestücke, Geldtäschchen und Zöpfe aus sexuellen Motiven mit Gewalt und List ihren Trägerinnen entwendet wurden, wobei der Orgasmus zum Teil während des Aktes der Entwendung, zum Teil durch Selbstbefriedigung beim Anblick des Fetischs eintrat.

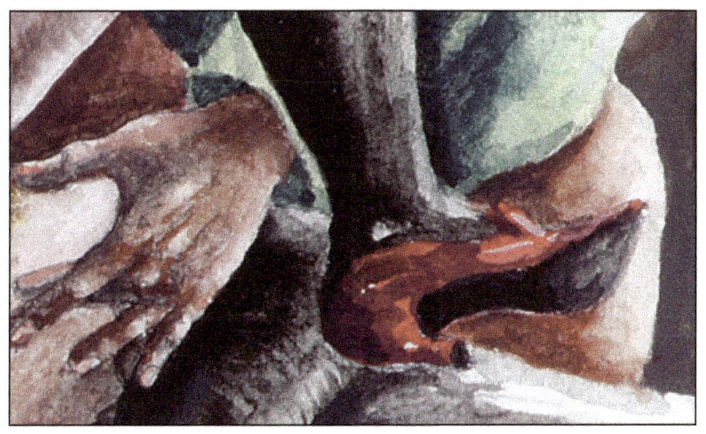

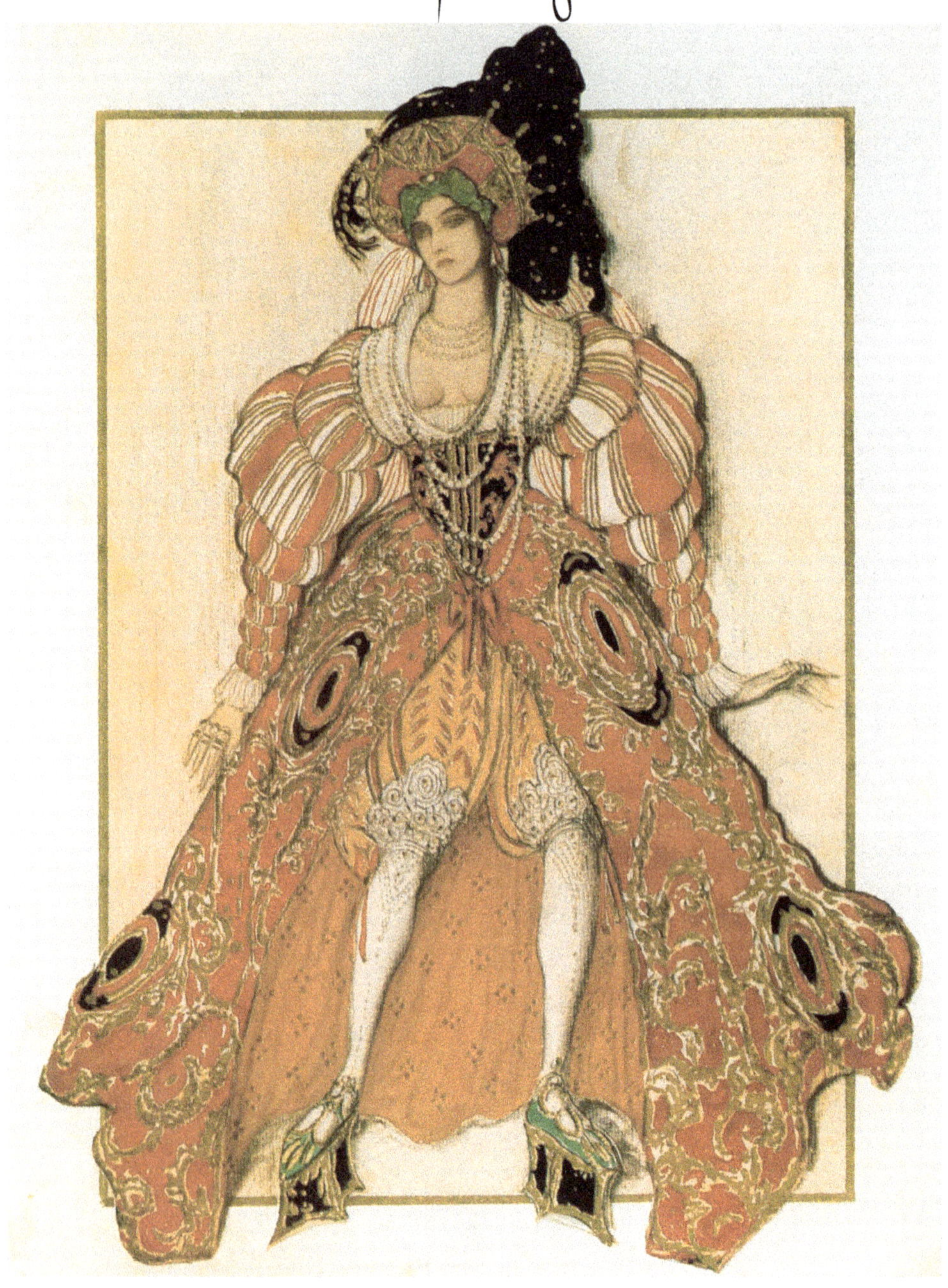

9. *Die Legende von Joseph*, Zeichnung für das Kostüm der Frau von Putiphar, Léon Bakst, 1914.
10. *Der grüne Strumpf*, Egon Schiele, 1914.

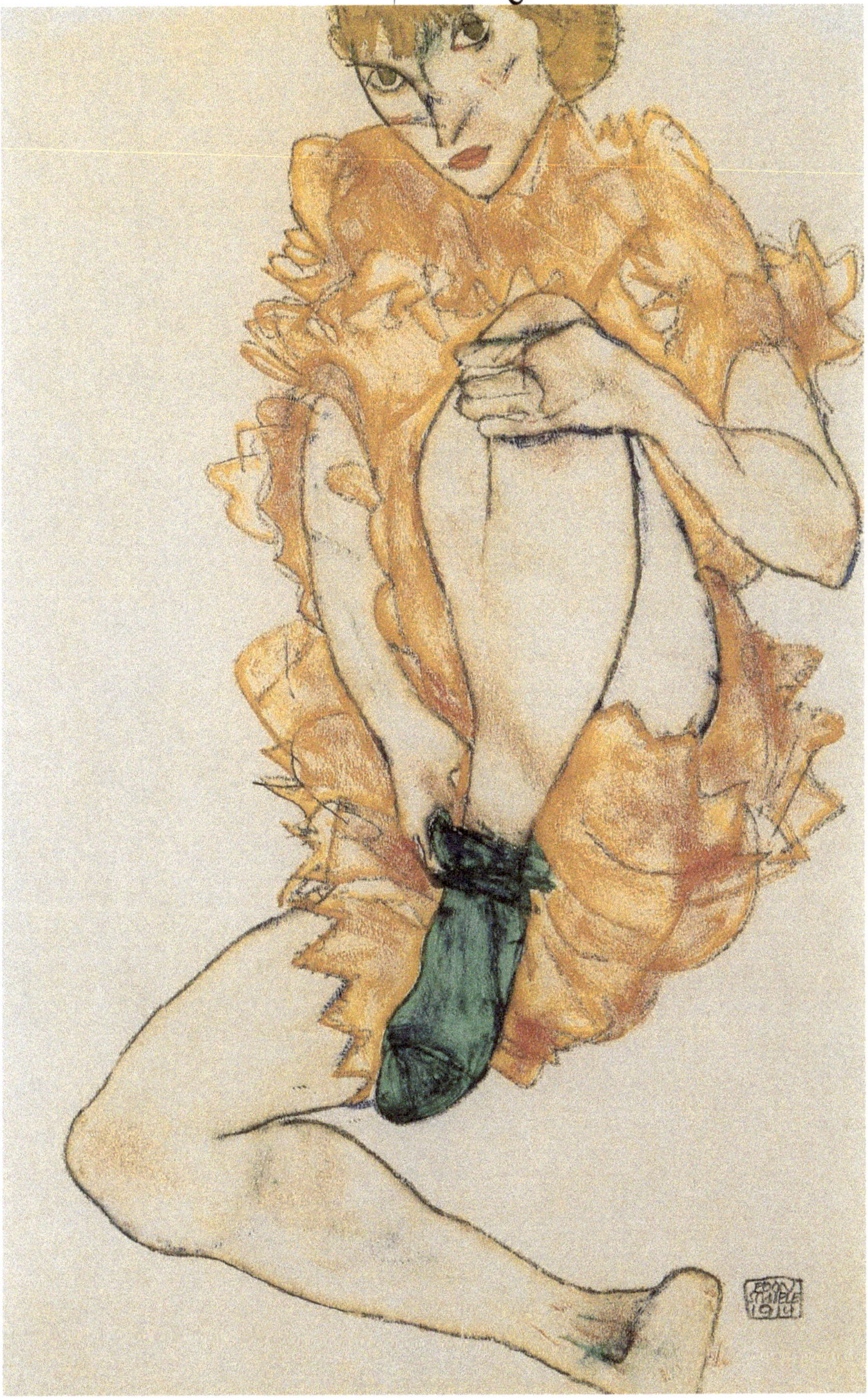

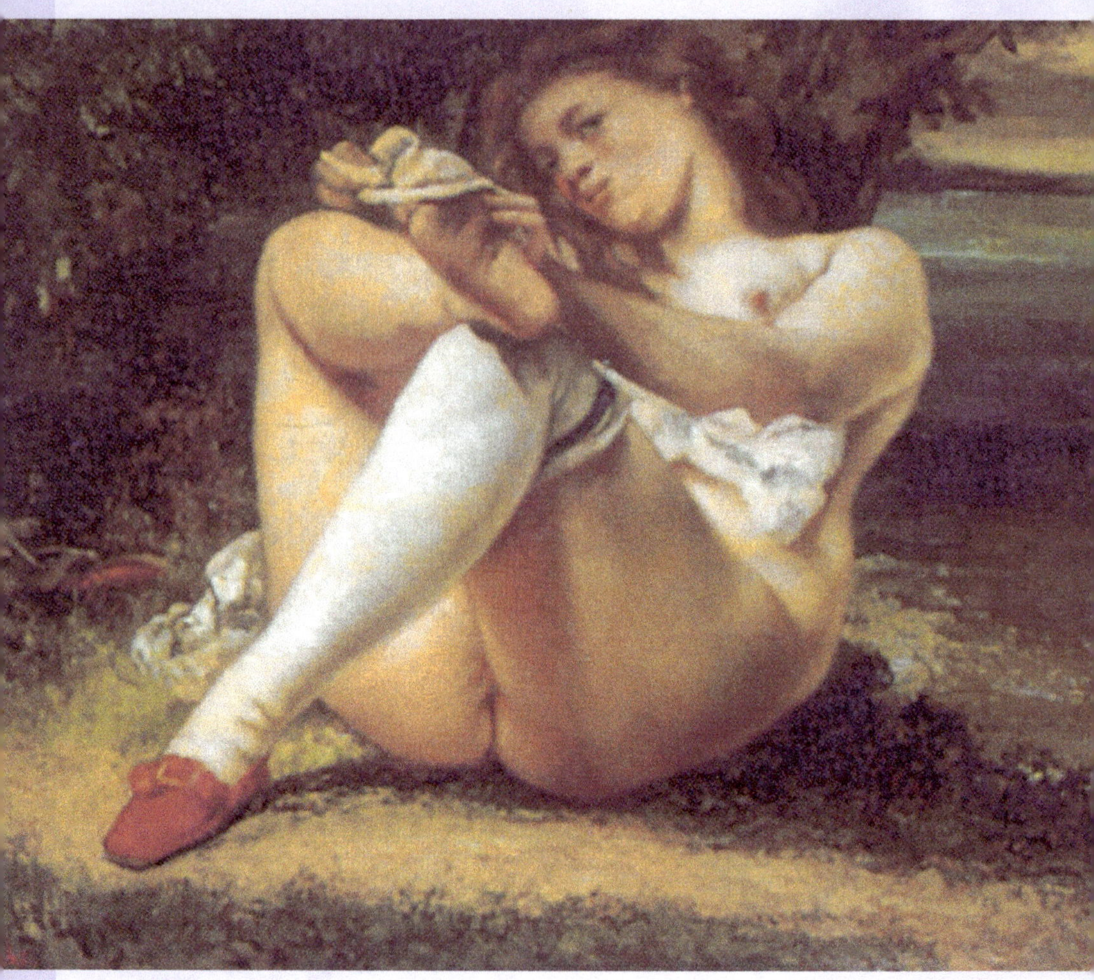

11. *Frau mit weissen Strümpfen*, Gustave Courbet, 1861.

All diese Objekte werden mit einer magischen Kraft aufgeladen, ähnlich den Reliquien, wie sie die Kirche kennt, und den Amuletten der sogenannten „primitiven Völker". Der Ethnologie verdankt das Phänomen des Fetischismus auch seinen Namen.

Als im 15. und 16. Jahrhundert die Portugiesen in Westafrika die Verehrung bemerkten, welche die Schwarzen gewissen Gegenständen wie Steinen, Stöcken und Götzenbildern erwiesen, verglichen sie diese Gegenstände mit Amuletten bzw. Talismanen und nannten sie „feitico" (italienisch, „fetisso") oder „Zauber", ein Wort, das vom lateinischen „factitius", „von magischer Kraft", abzuleiten ist.

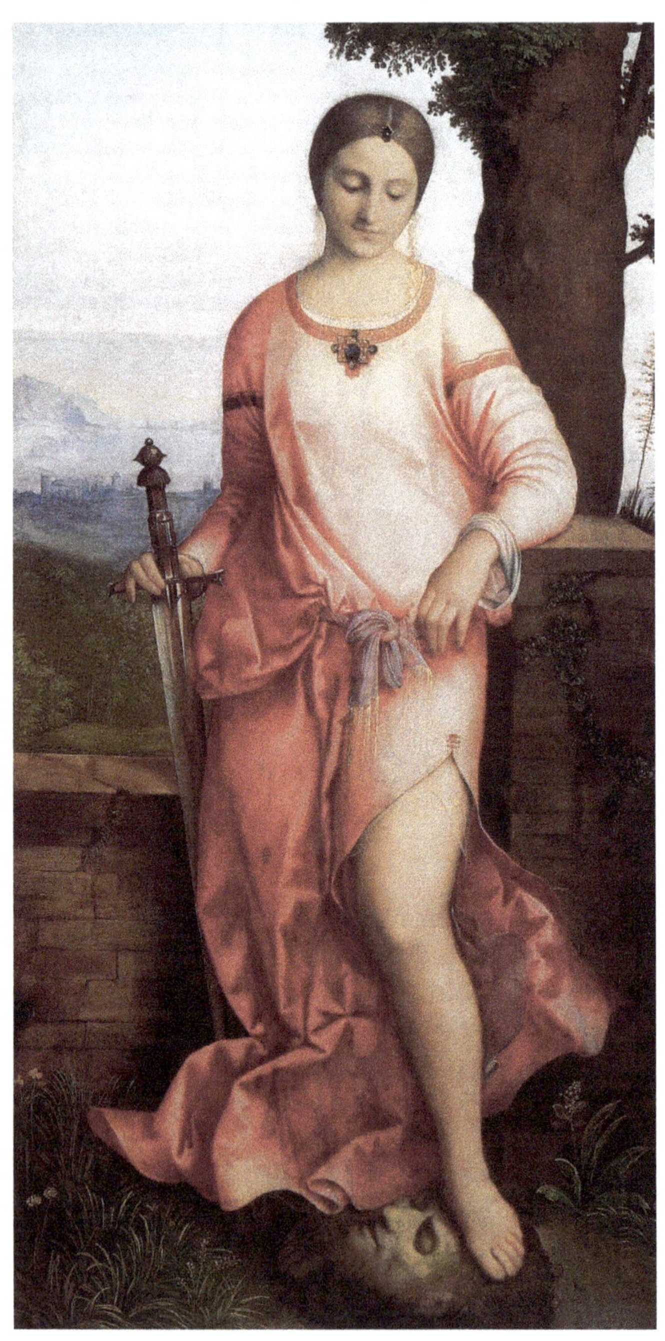

12. *Judith*, Giorgone, um 1500.

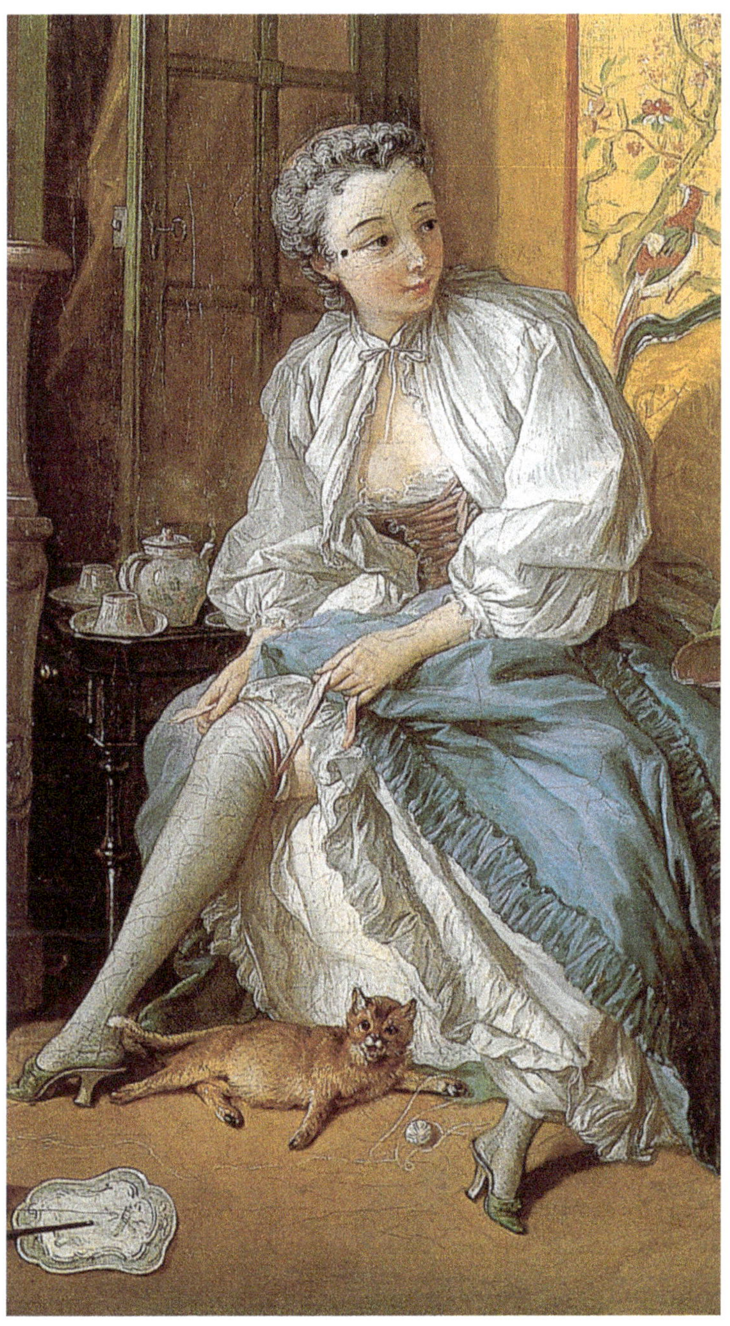

13. *Die Toilette*, François Boucher (Detail), 1742.

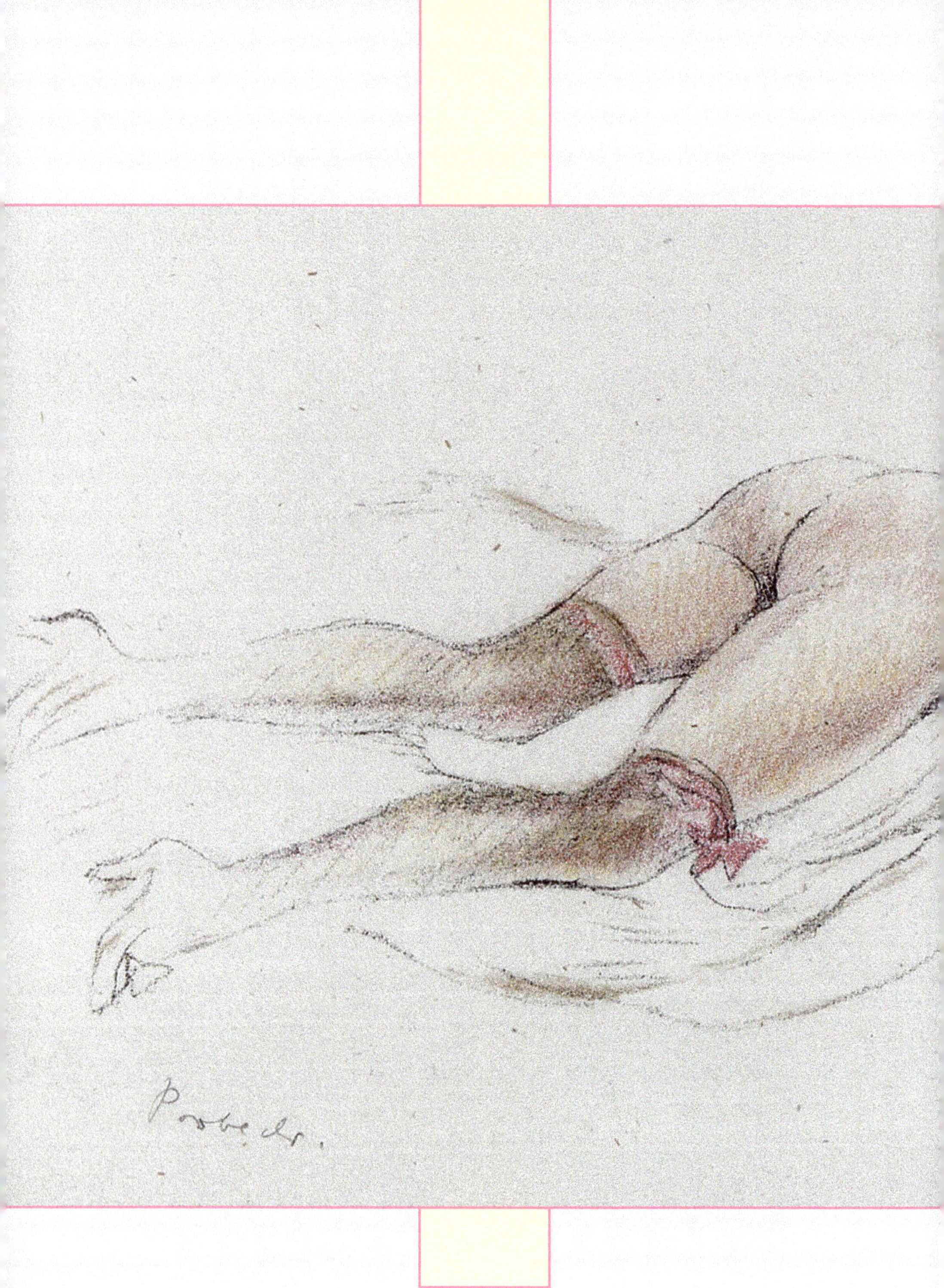

14. Farbige Lithografie, Otto Schoff, um 1930.

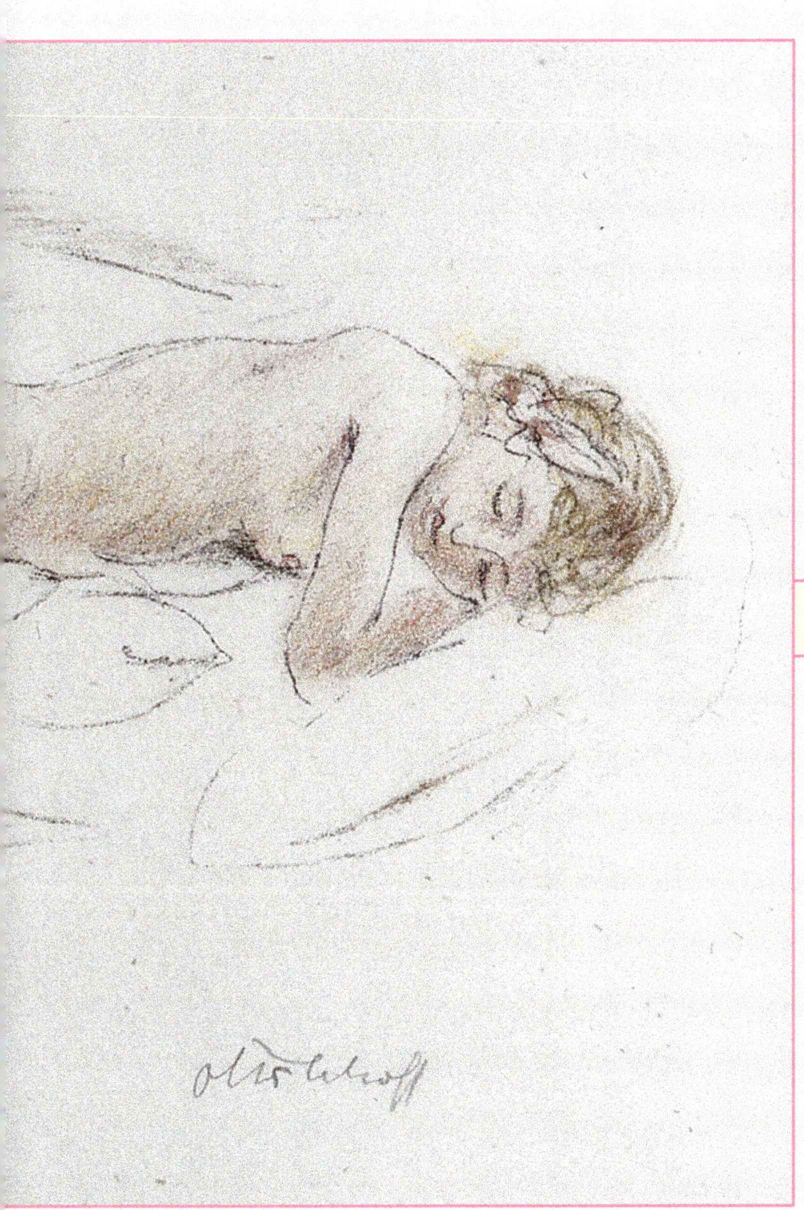

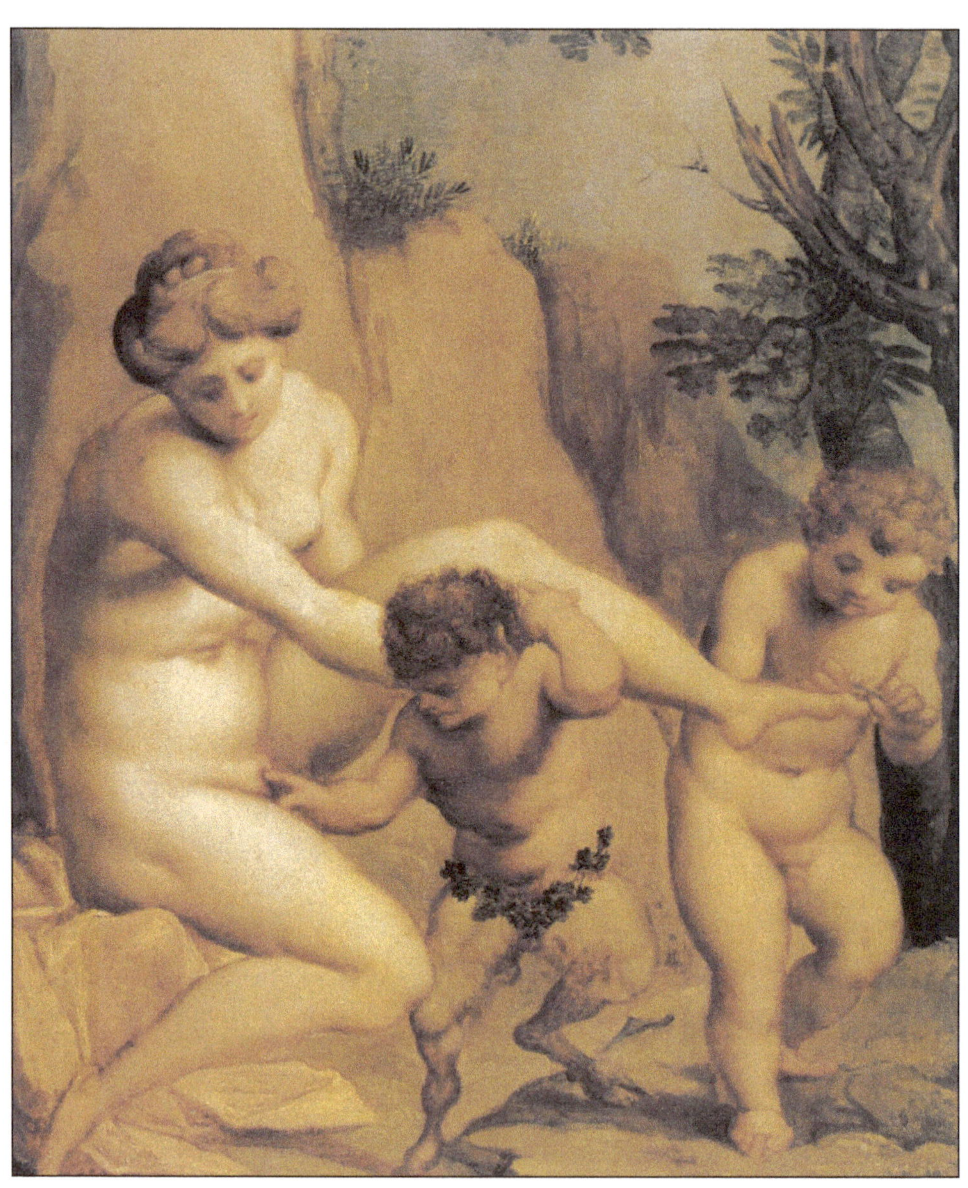

15. *Venus, Göttin der Liebe*, anonymes Gemälde des 17. Jh.
16. Anonyme flagellantistische Pastellzeichnung der 50er Jahre, Deutschland.

Das magische Denken, das auch in die Kulte der christlichen Religion Eingang fand, entspricht einem tiefen menschlichen Bedürfnis. Und wer sich der nahen Verwandtschaft zwischen religiösen und erotischen Empfindungen bewusst ist, wird begreifen, dass fetischistische Vorstellungen ebenso in der Liebe eine häufige Erscheinung sind. Es war der Franzose A. Binet, der in seinem Artikel „Du fétichisme dans l'Amour" als erster 1877 den geschlechtlichen Fetischismus beschrieben hat.

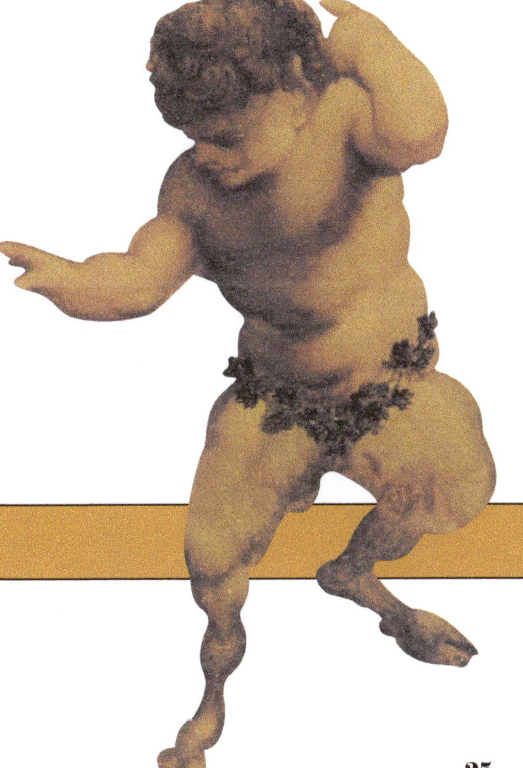

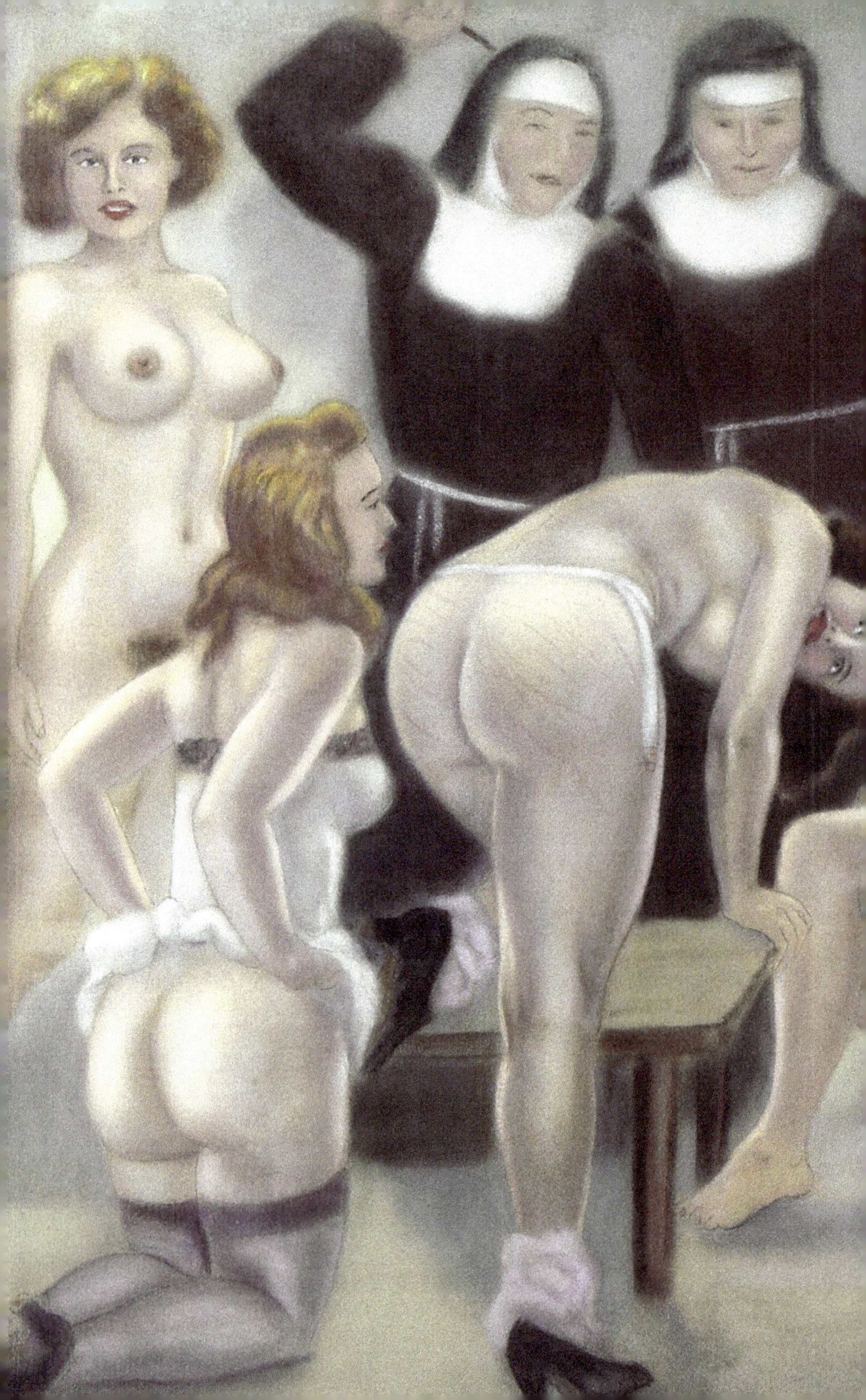

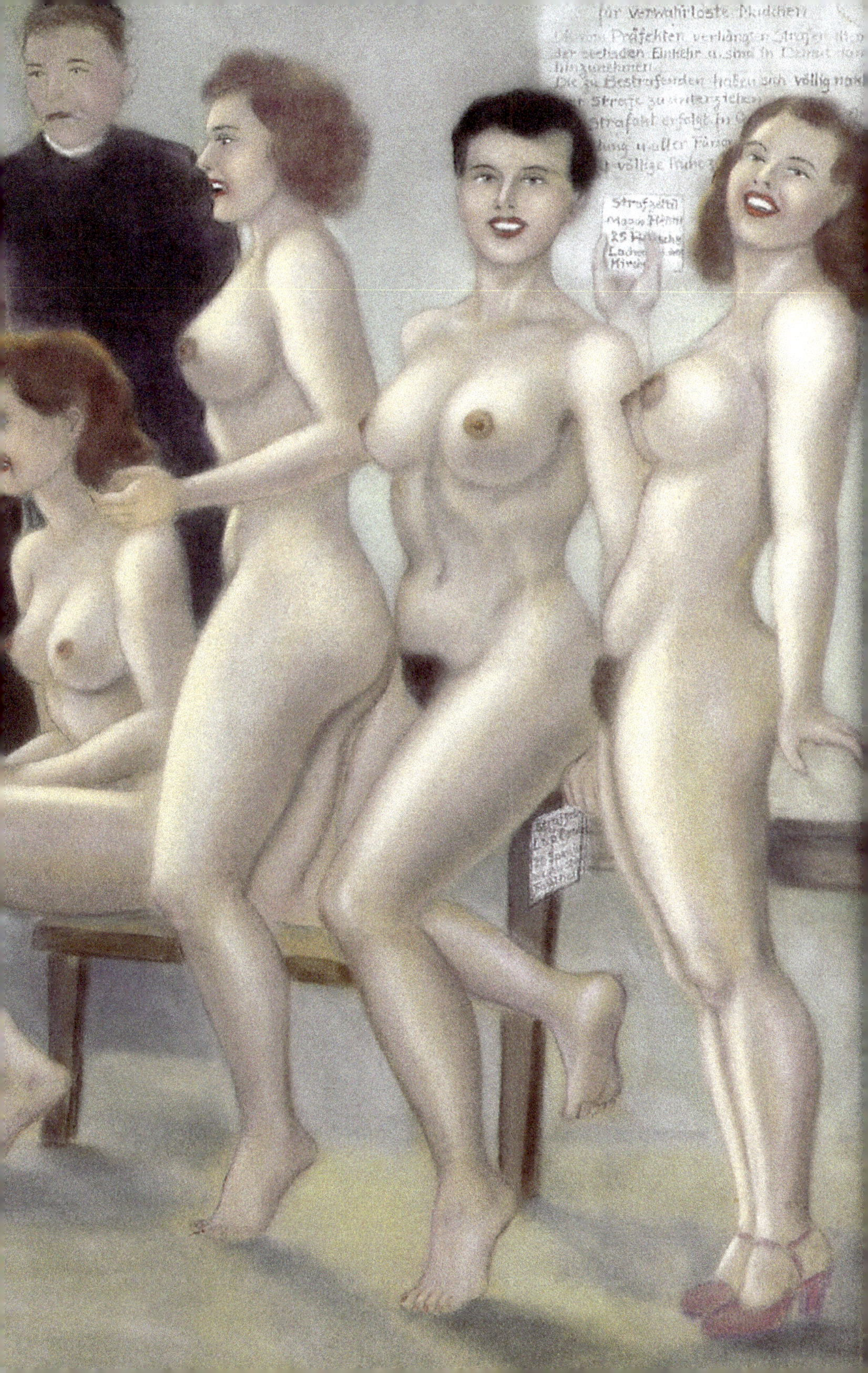
für verwahrloste Mädchen
Präfekten verlängen Strafzeit
der sechsten Einkehr u. sind
hinzunehmen
Die zu Bestrafenden haben sich völlig nackt
Strafe zu unterziehen
Strafakt erfolgt in 9
völlige
Strafzettel
Maria Hahn
25 Peitsche
Lachen
Kirche

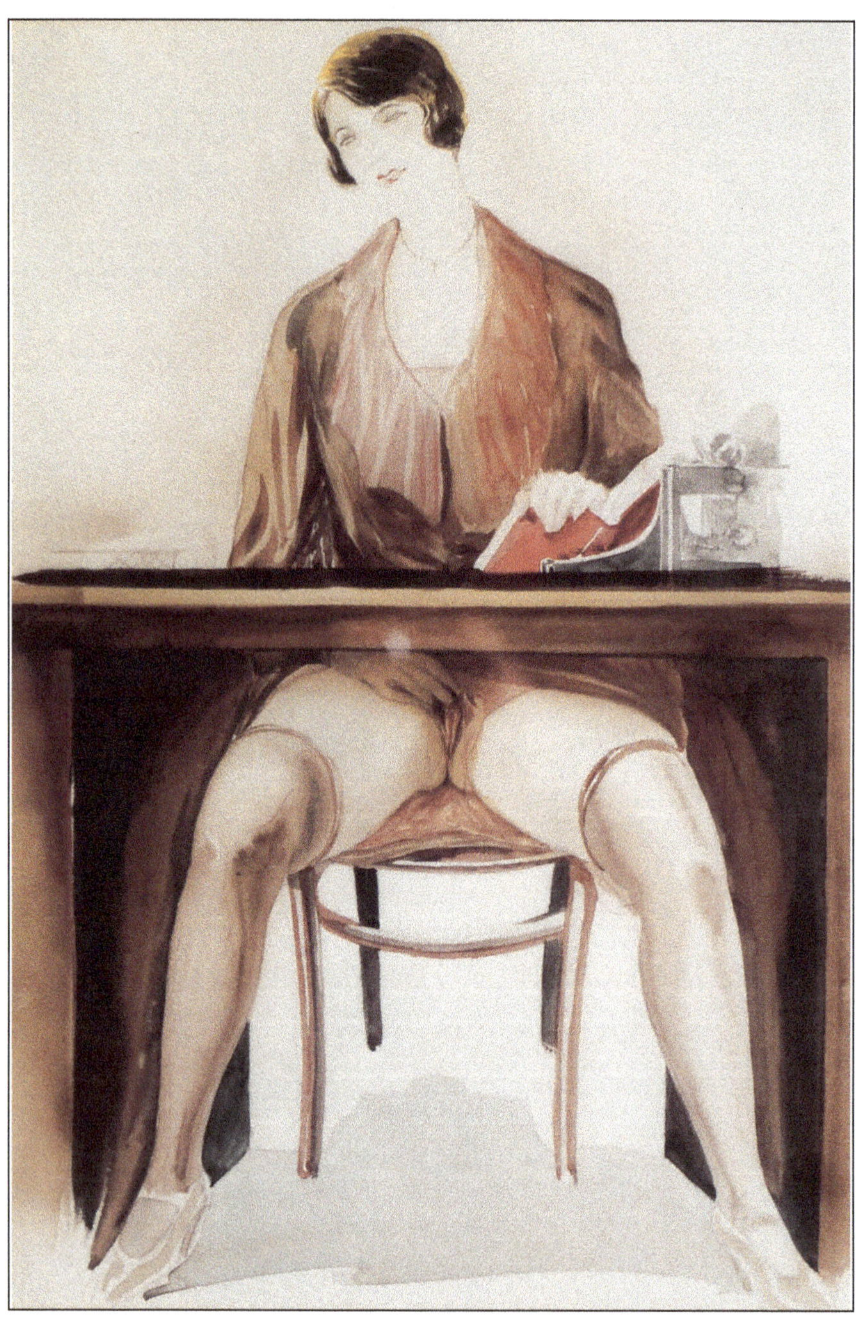

17. Aquarell, Rojan, 1925.

ie wenigen genannten Beispiele fetischistischer Objekte zeigen schon, wie stark die Fetischobjekte selbst von der jeweiligen Mode abhängen: Die alten Zöpfe sind gefallen, und ein papierenes Tempo-Taschentuch wird kein Liebhaber begehren.

Auch der Schuh- und Fußfetischismus wurde von der Mode beeinflusst. Als die Frauen noch lange Röcke trugen, unter denen die Füßchen wie zufällig hervorschauten, war es im wörtlichen Sinne ein diebisches Vergnügen, einen Blick auf Bein und Schuh zu erhaschen. Als die Waden noch unsichtbar blieben, von den Knien ganz zu schweigen, freuten sich die Waden-Fetischisten über schlechtes Wetter: Es gab ihnen Gelegenheit, Frauen weite Strecken nachgehen zu können in der Hoffnung, dass die Damen gezwungen würden, wegen der Pfützen die Röcke zu heben und dadurch ihre Waden den gierigen Blicken ihrer Verfolger freizugeben

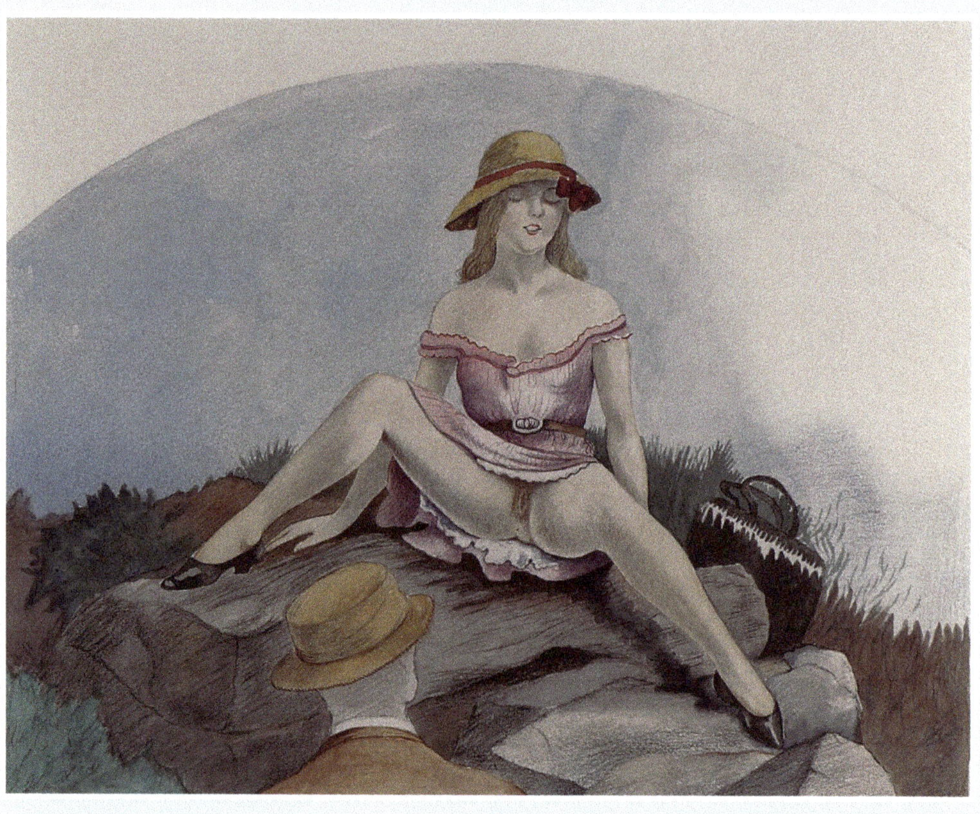

18. *Voyeurs*, Rojan, um 1930.

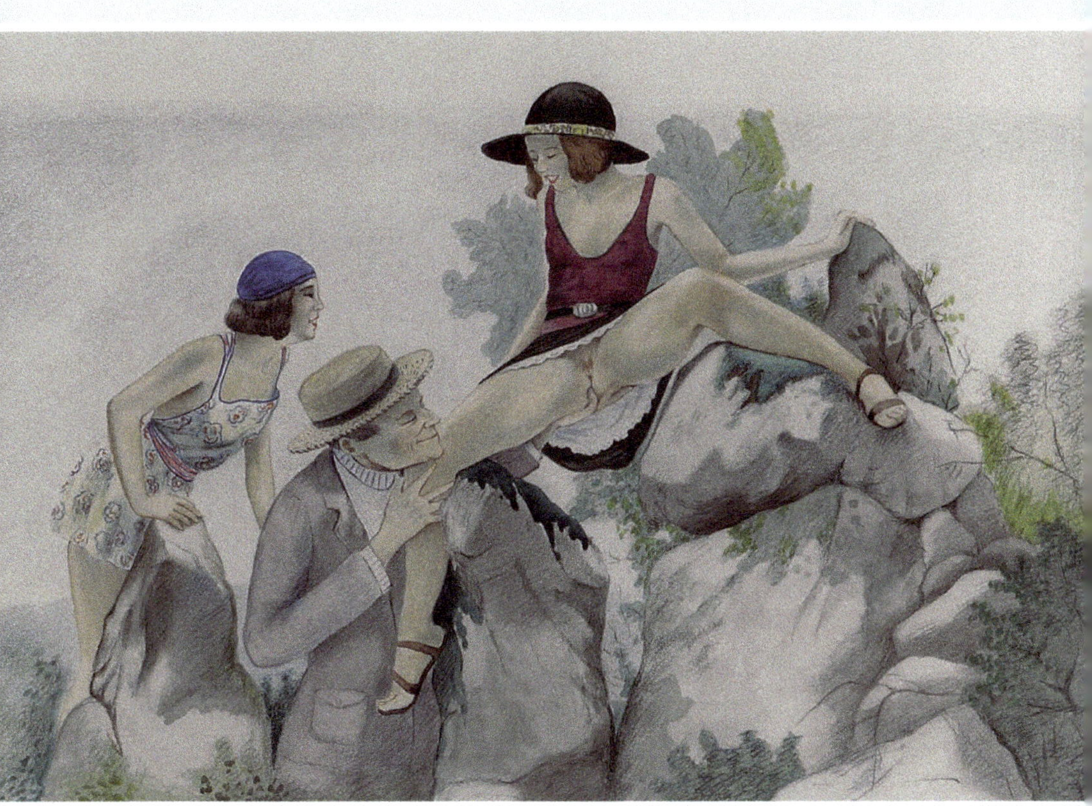

19. *Voyeurs*, Rojan, um 1930.

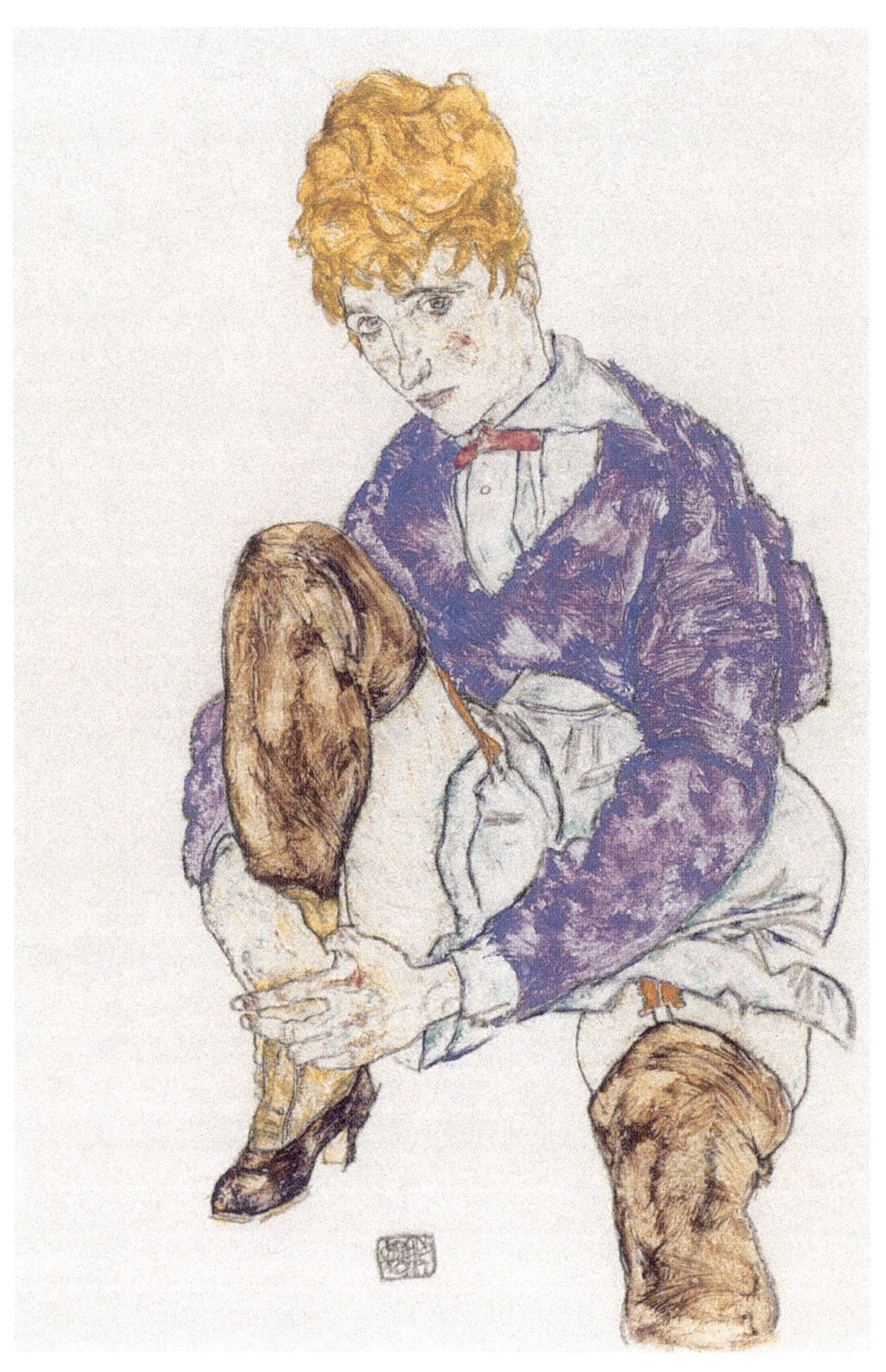

20. *Bildnis der Gattin des Künstlers*, Egon Schiele, 1917, Gouache und schwarzer Stift.

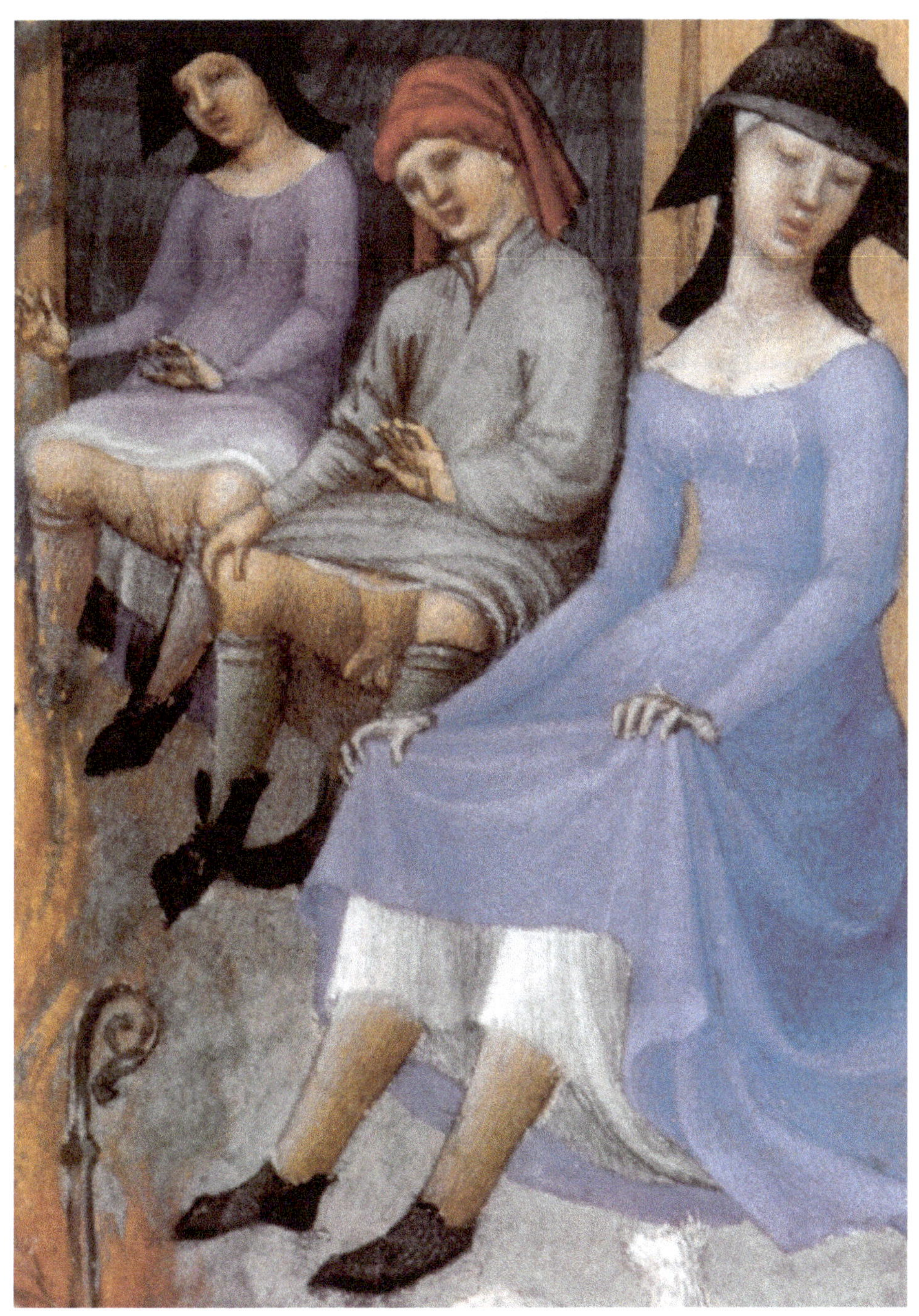

21. Rosarium Philosophorum, *Die sehr reichen Stunden des Herzogs von Berry*, 1556.

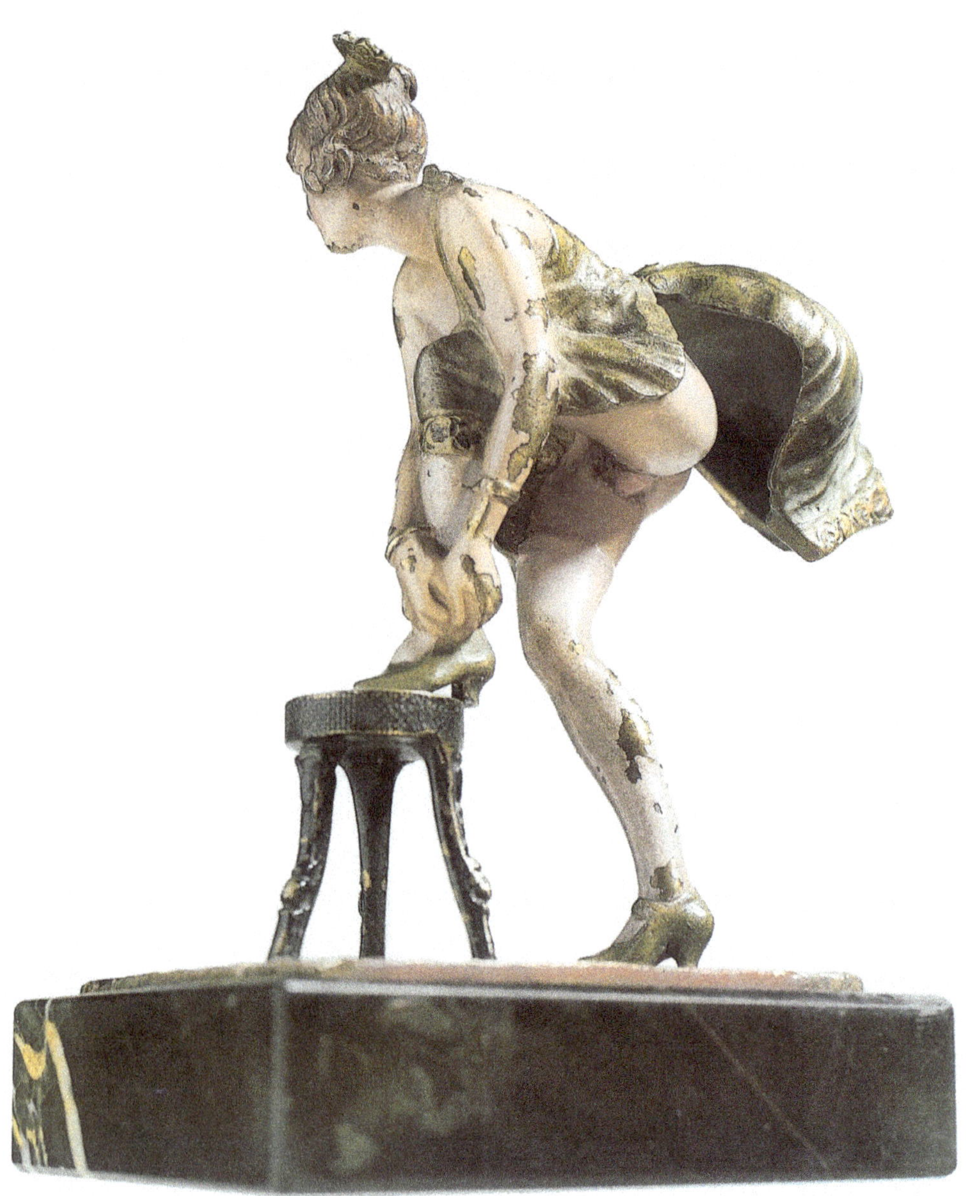

22. Bemalte Bronzestatue, Ende 19. Jh.

Verhüllung lenkte die Fantasie auf Waden, Fuß und
Fußbekleidung und förderte die fetischistische
Vorliebe für diese Körperteile und deren Bekleidung.
Es gab Schuhfetischisten, die sich in Hotels abends
heftig an den zur Reinigung herausgestellten
Schuhen und Stiefeln erregten. Hirschfeld schildert
den Fall eines Mannes, der sich onanistisch betätig-
te, wenn er ein Paar starke große Männerstiefel, am
liebsten Soldatenstiefel mit Sporen, neben zierlichen
Frauenschuhen vor der Zimmertür stehend
betrachtete; im Dunkel der Nacht schlich er zu den
vier Schuhen, um sie zu streicheln, zu beriechen und
zu küssen.

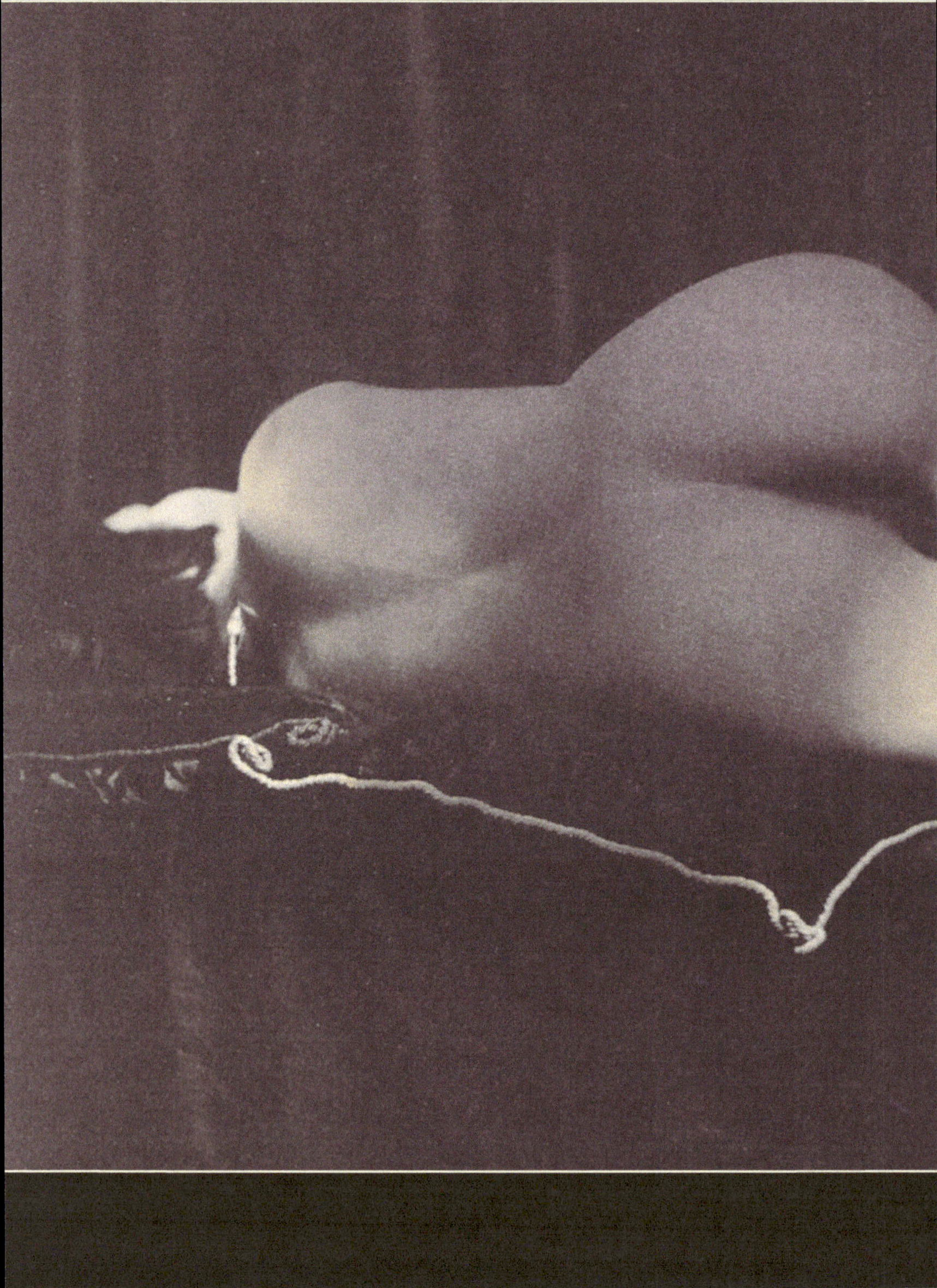

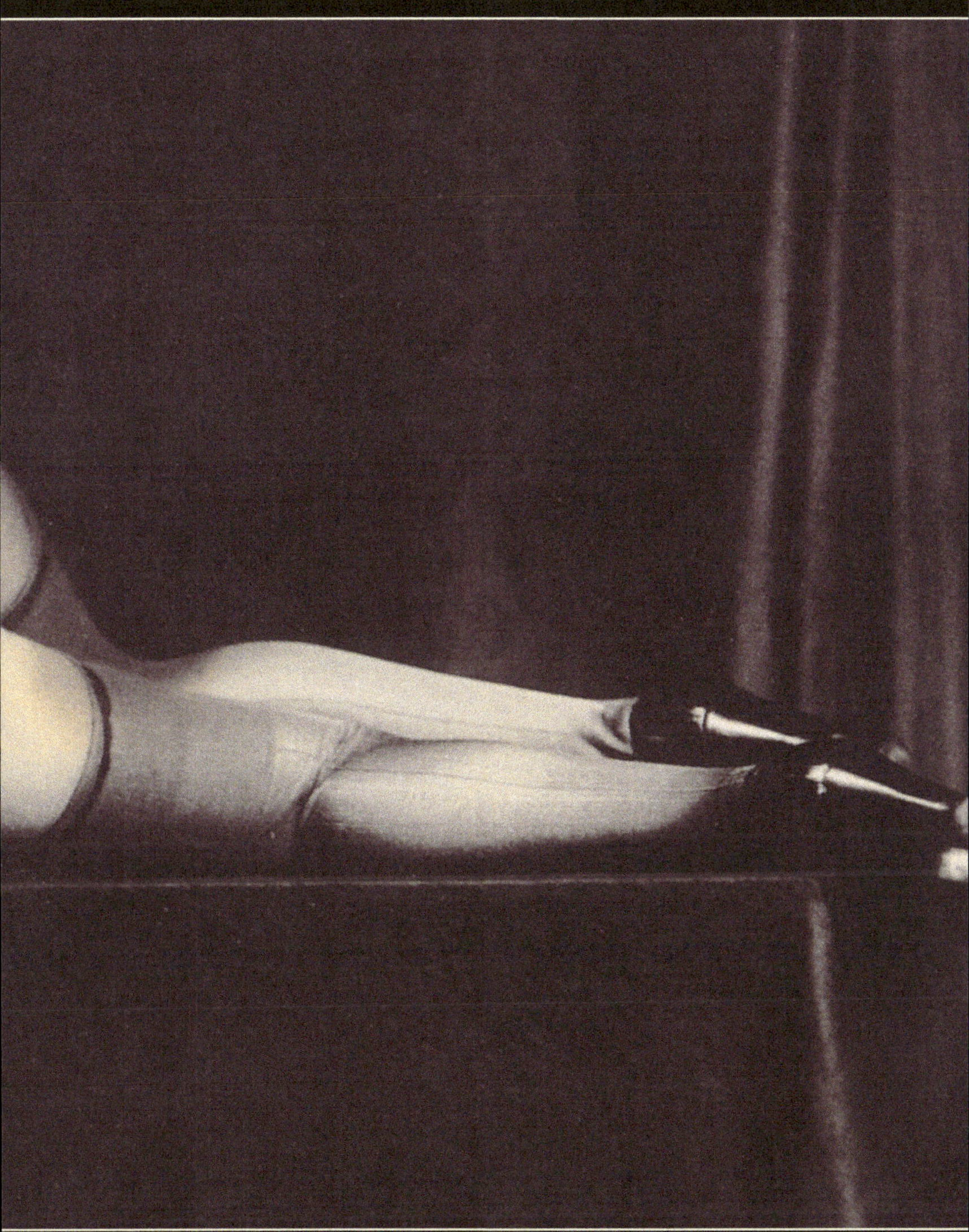

Ein schönes Beispiel, wie Fuß und Schuh lediglich fetischistischen Charakter tragen können, bietet aus dem 18. Jahrhundert der französische Schriftsteller Rétif de la Bretonne (1734 – 1806). Er stellt den Typus eines reinen Schuhfetischisten dar. Beim Anblick von Frauenschuhen zitterte er vor Lust und errötete vor ihnen, als wenn sie die Mädchen selbst wären. Er sammelte die Pantoffeln und Schuhe seiner Geliebten, küsste und beroch sie und masturbierte bisweilen auch in sie hinein.
In seinem autobiografischen Roman *Monsieur Nicolas* erzählt Rétif über seinen Schuhfetischismus Folgendes:

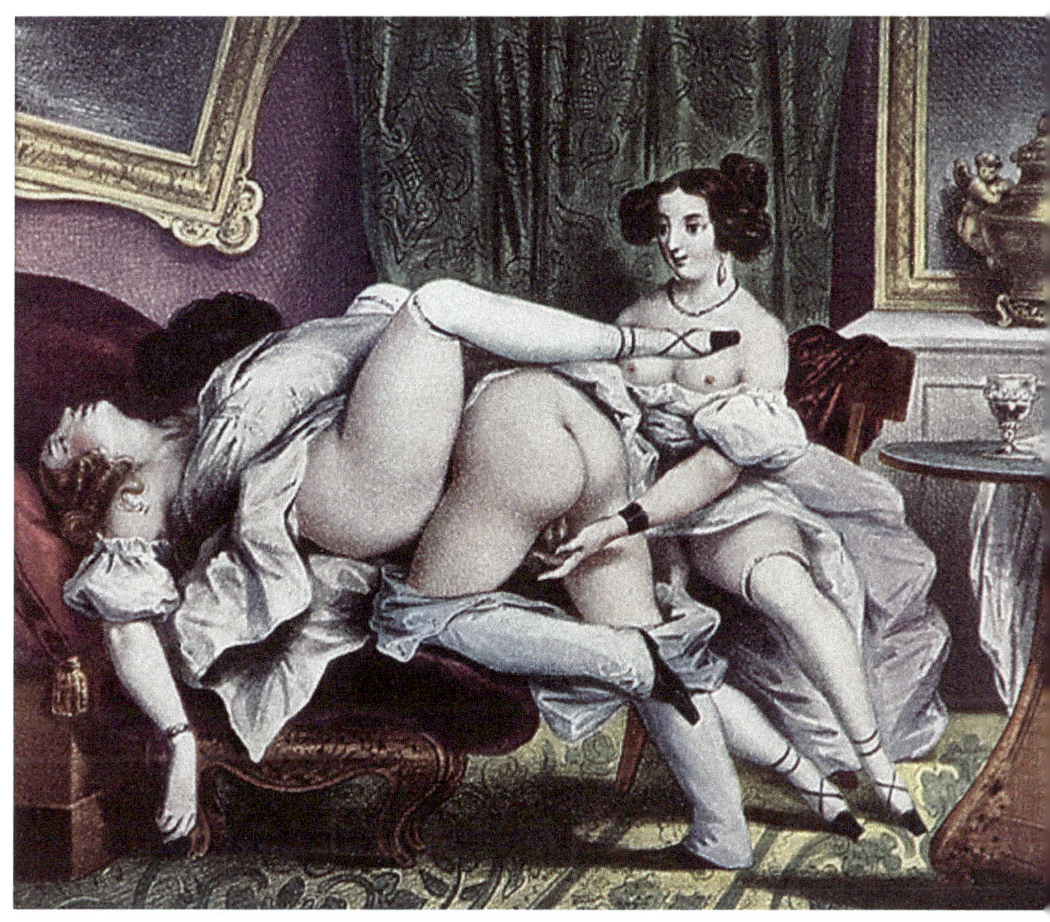

23. Photo, Paris, Anfang 20. Jh.
24. *Der Traum von der Orgie*, Lithografie, 1800-1850.

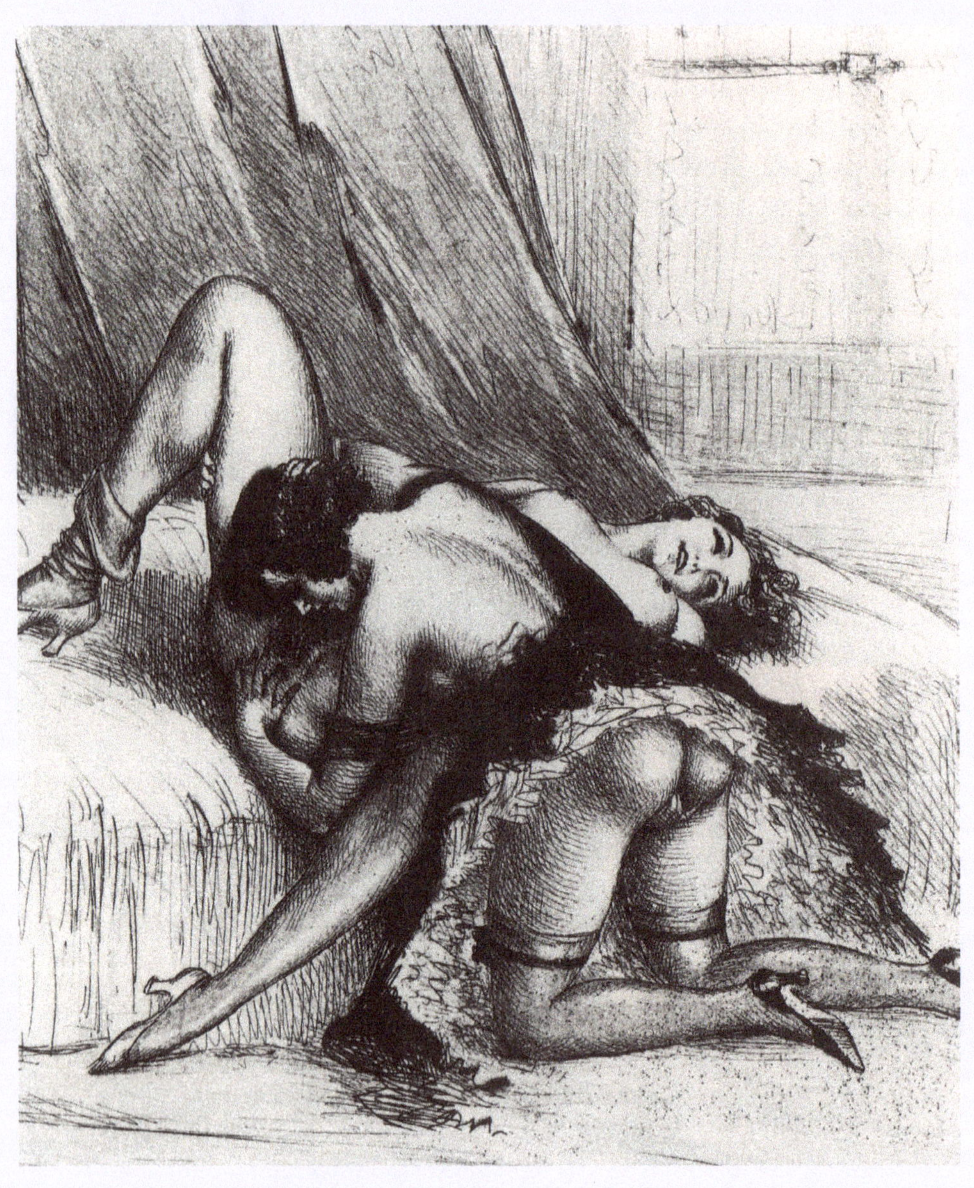

25. Französische Zeichnung, anonym, 1910.

„Von der heftigsten, ganz abgöttischen Leidenschaft
für Colette fortgerissen, wähnte ich sie leiblich zu
sehen und zu fühlen, indem ich die Schuhe, die sie
eben noch getragen hatte, mit meinen Händen betas-
tete. Ich drückte meine Lippen auf das eine dieser
Kleinode, während mir in einem Anfall von Raserei
das andere das Weib ersetzte.... Dieser bizarre, wahn-
sinnige Genuss schien mich – wie soll ich sagen? –
auf geradem Wege zu Colette selbst zu führen".

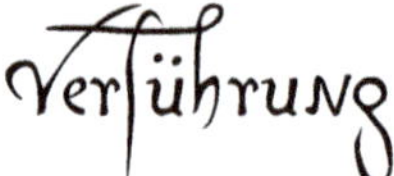

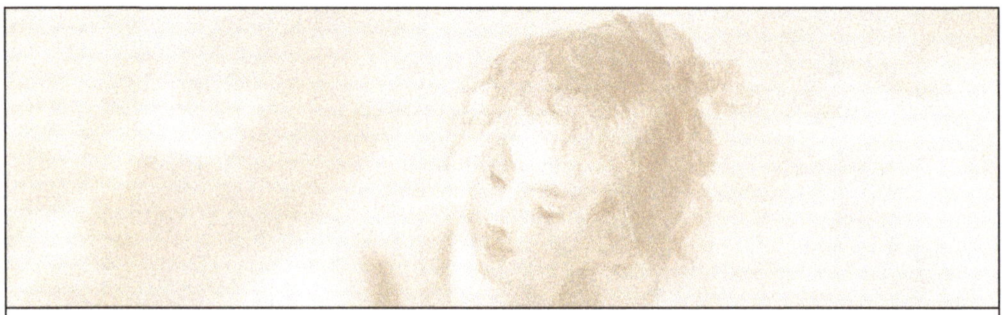

In das Jahr 1767 fällt die Konzeption seiner berühm-
ten Erzählung *Fanchettens Fuß*. An einem
Sonntagmorgen sah er an der Ecke der rue
Montorgueil vor einem Modeladen ein hübsches
Mädchen in weißem Unterrocke, mit seidenen
Strümpfen und rosaroten Schuhen mit hohen,
schmalen Absätzen.
Er war bezaubert von diesem Anblick und dem
entzückenden Gange des Mädchens und schrieb wei-
tergehend in Gedanken sogleich das erste Kapitel des
genannten Werkes, das mit den Worten beginnt:
„Ich bin der wahrhaftige Geschichtsschreiber der
glänzenden Eroberung des kleinen Fußes einer
Schönen".

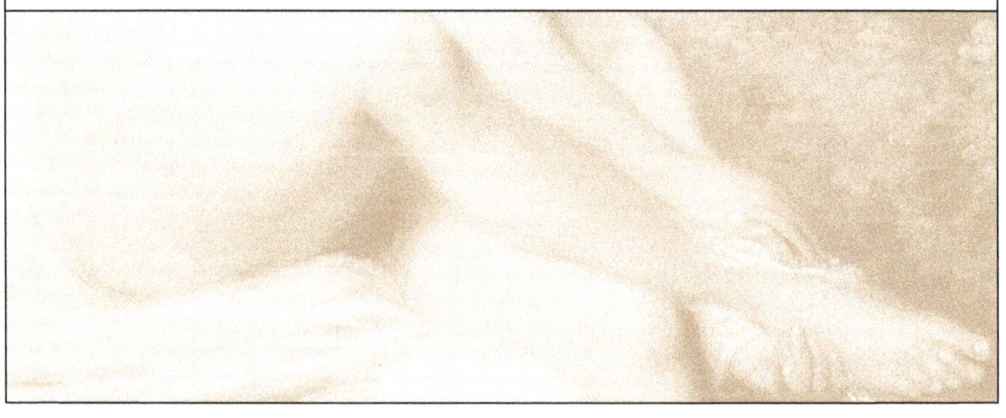

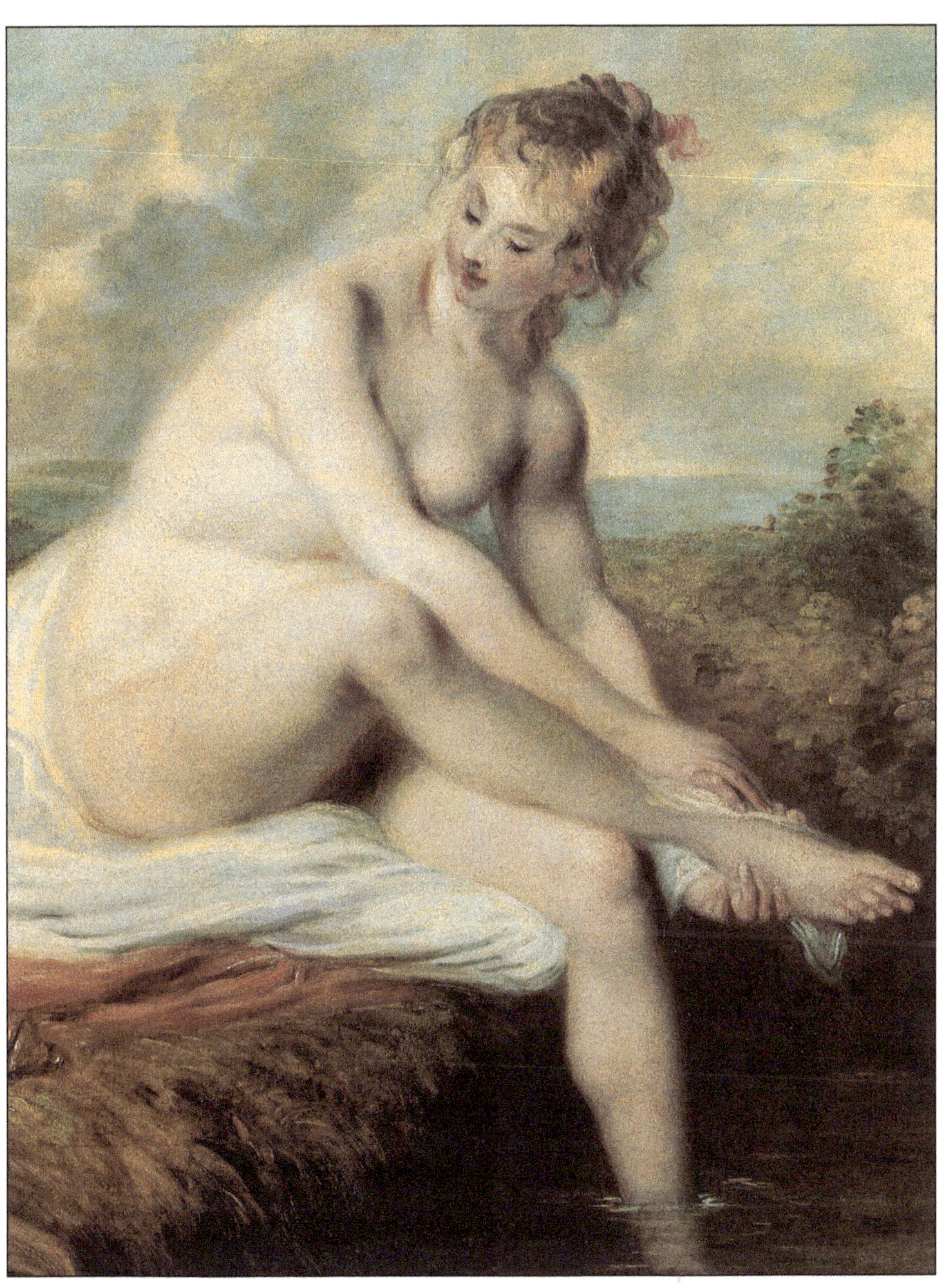

26. *Diana im Bad*, Antoine Watteau, 1712.

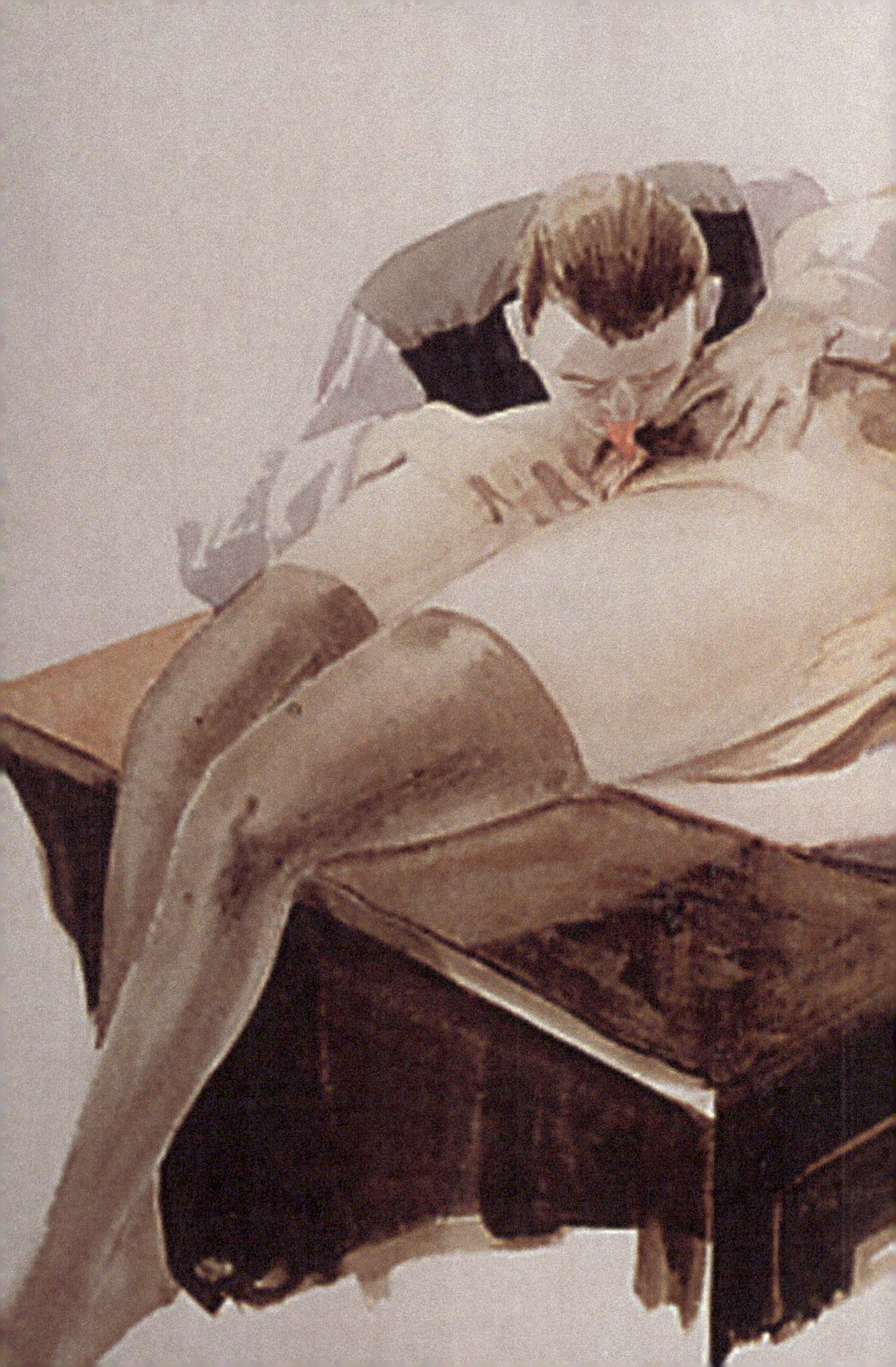

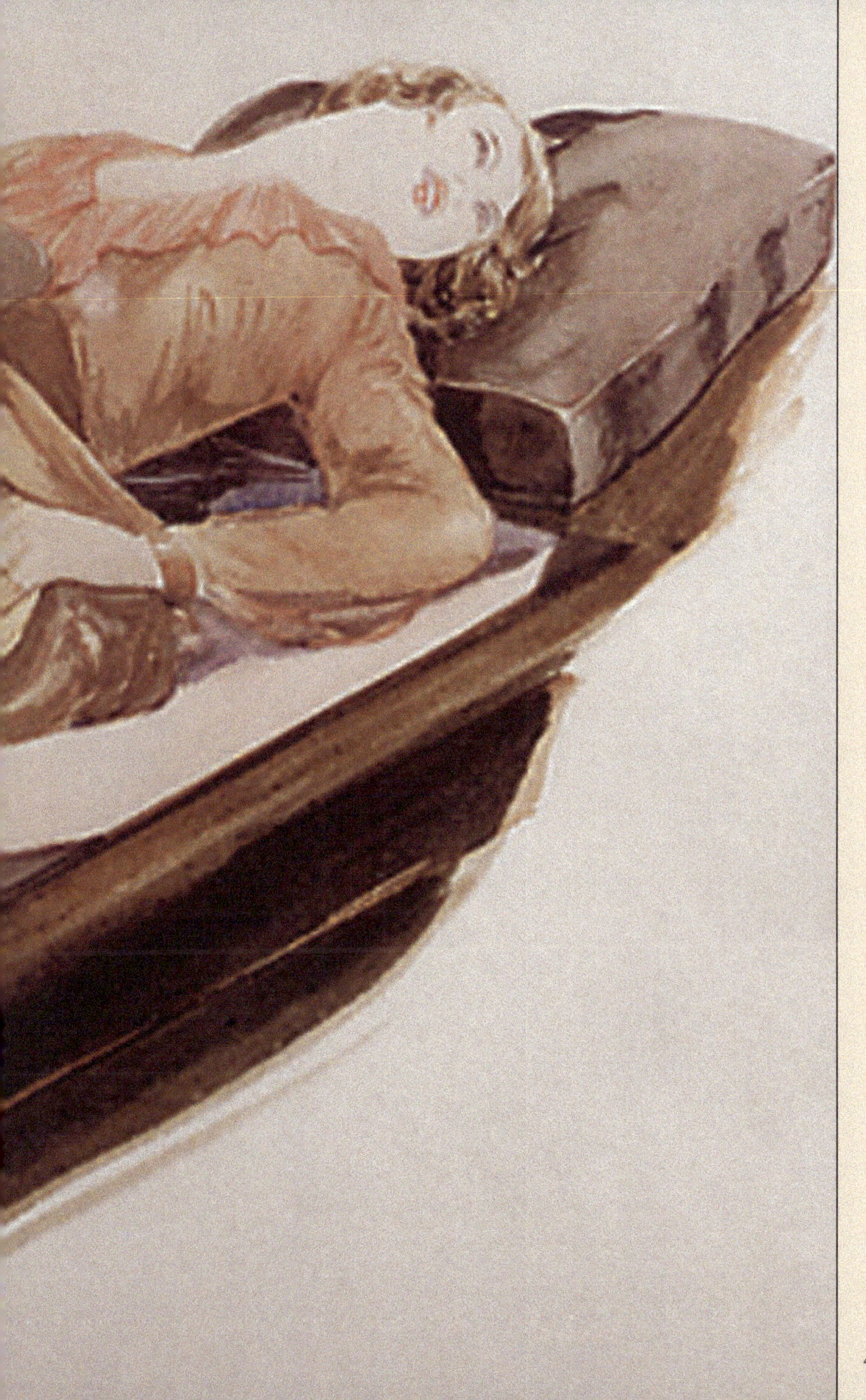

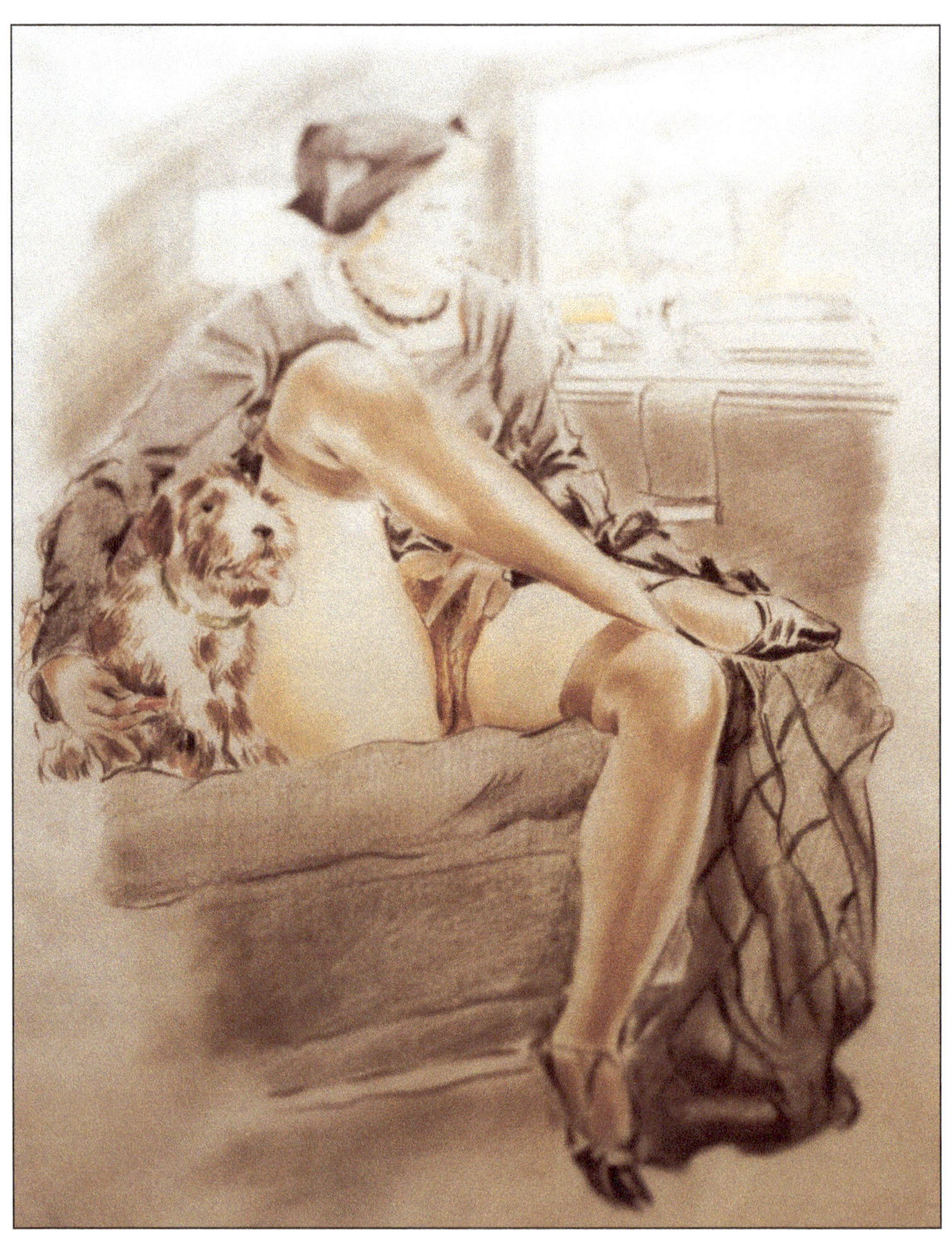

27. Aquarell, Rojan, 1925.
28. *Im Taxi*, Rojan, Aquarell, 1930.

Als am folgenden Tage seine Fantasie etwas erkaltet war, wollte er seine Muse noch einmal sehen, bemerkte aber statt ihrer in der rue Saint-Denis eine Frau, deren Fuß ein „Wunder von Zierlichkeit" und mit einem reizenden mit Gold verbrämten Schuh aus der Hand des ersten Schuhmachers von Paris bekleidet war. Voll Enthusiasmus eilte er schleunigst nach Hause und schrieb in zwei Tagen die ersten 14 Kapitel von *Pied de Fanchette*.

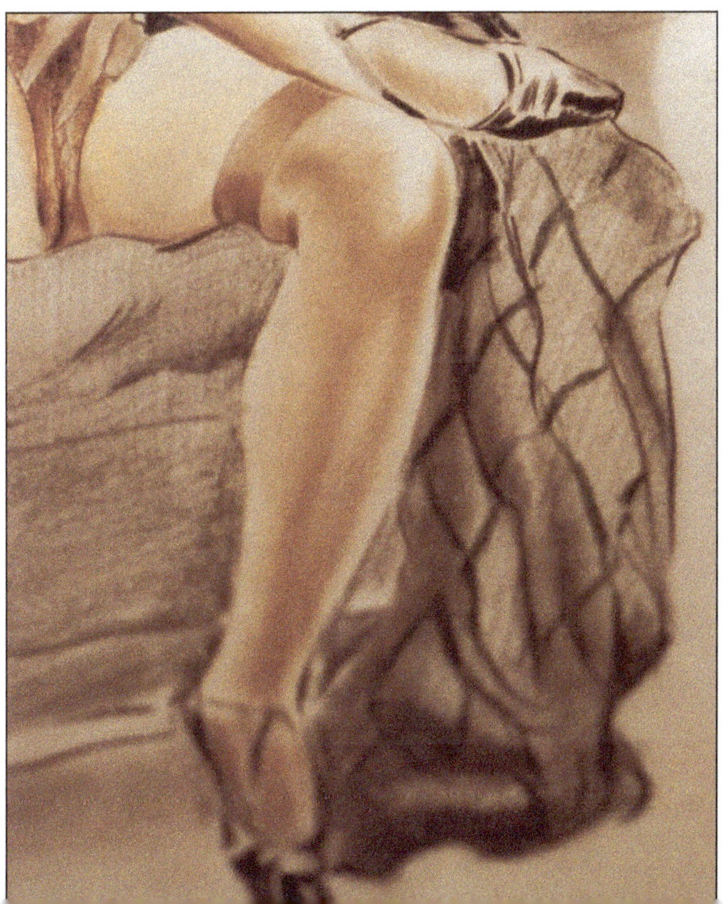

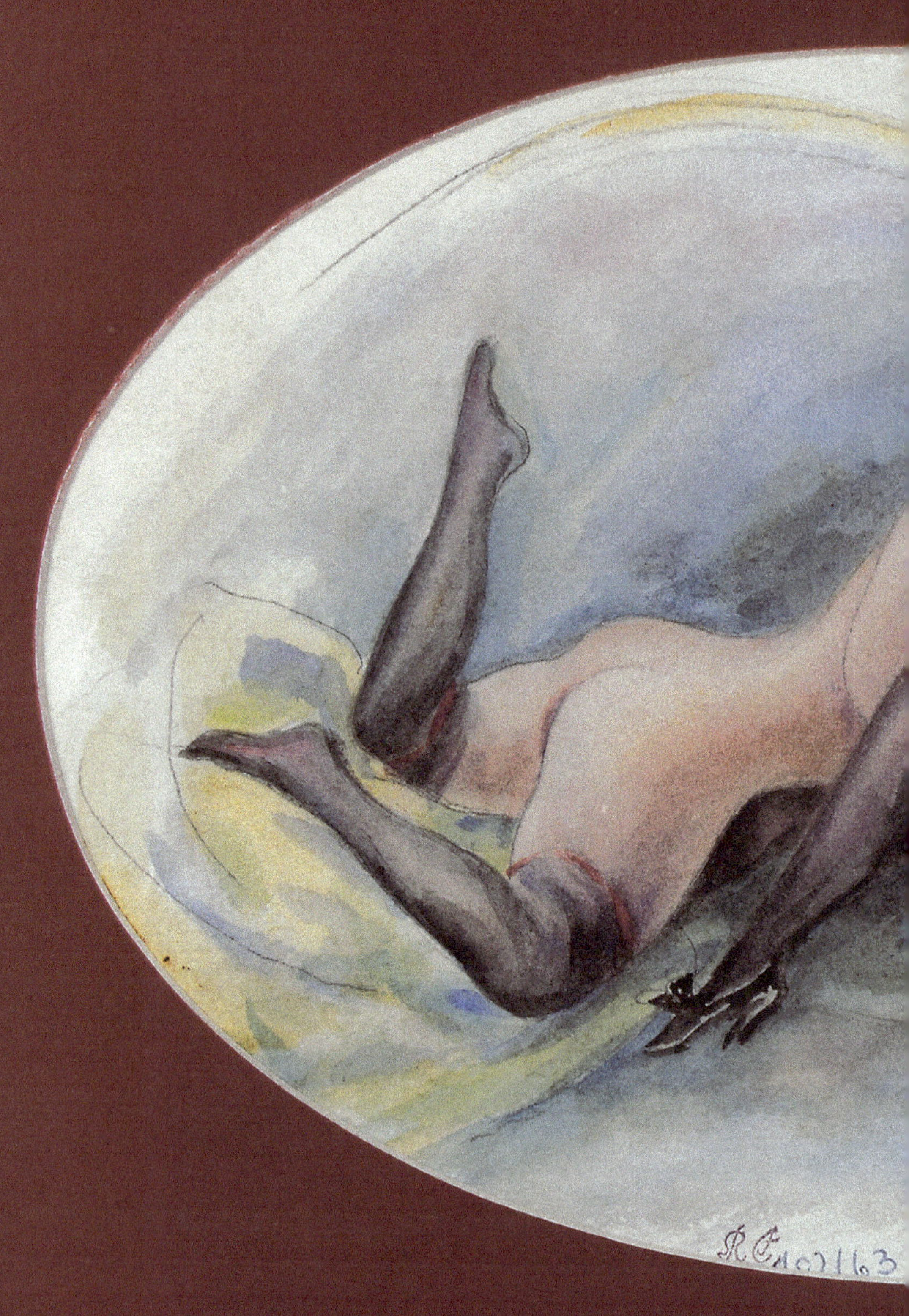

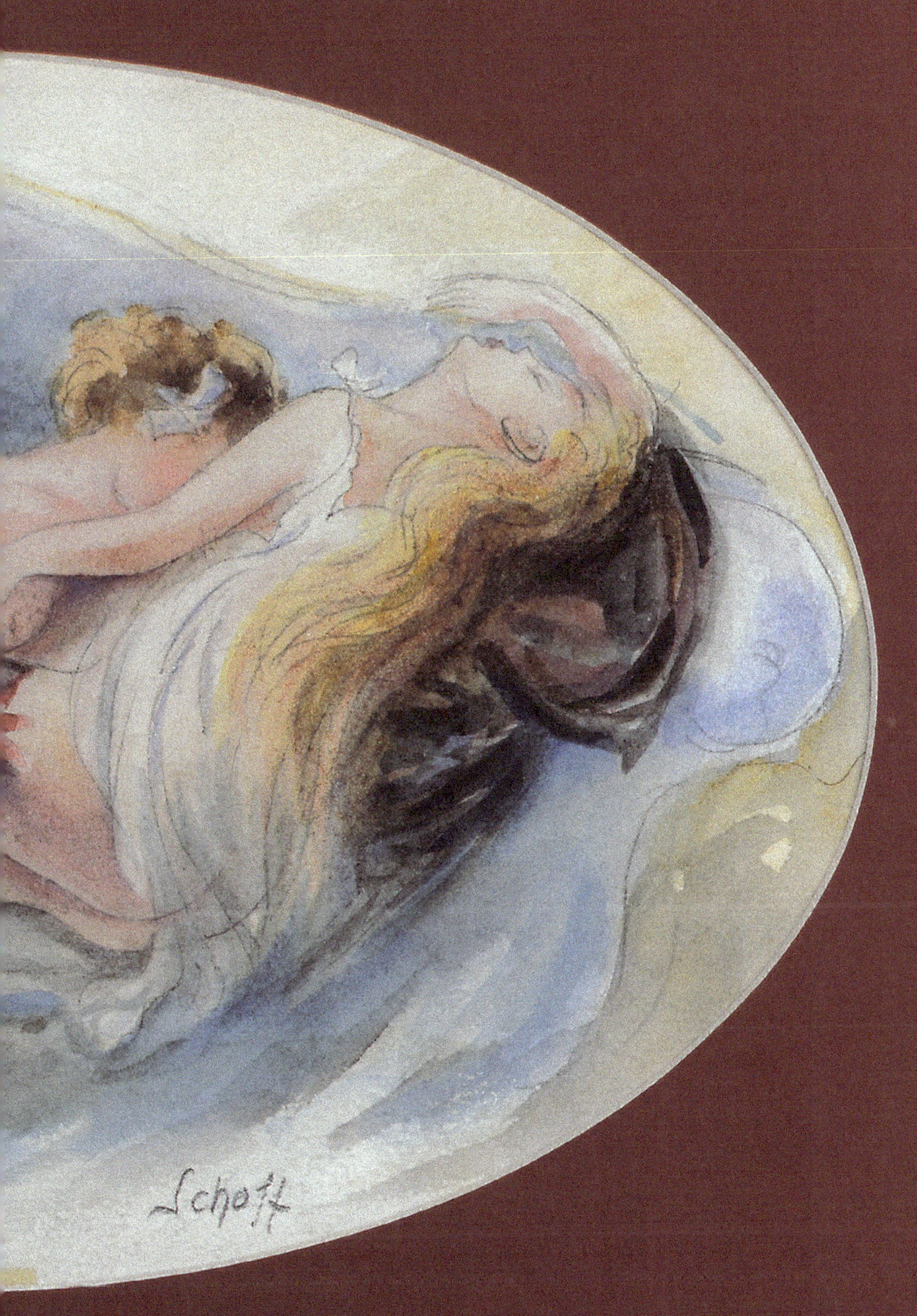
Schott

Ein Freund berichtete über Rétif: „Unser lieber
Nikolaus hatte eine zwar, wie ich meine, entschuld-
bare, aber doch ganz merkwürdige Manie. War eine
Frau auch noch so hässlich im Gesicht, war sie
selbst bucklig oder hinkte sie, so verliebte sich unser
teurer Freund doch bis zum Wahnsinn in sie, wenn
sie nur einen hübschen Fuß und besonders einen
schönen beschuhten Fuß hatte. Der Fuß war alles
für ihn bei einer Frau, außer ihm gab es kein Heil,
keinen Genuss". Die Frau selbst wird als ein
verhältnismäßig unbedeutender Anhang an ihren
Fuß oder ihre Schuhe betrachtet.
Der zierliche Schuh machte ihm die Frauen zu
Geschöpfen des Himmels: „Wenn man einen vom
Schuhmacher Bourbon in der rue des Vieux-
Augustins gemachten Frauenschuh einem Wilden,
der niemals eine beschuhte Frau gesehen hätte, zeigen und fragen würde, welches Wesen damit bekleidet würde, so würde er antworten: „Ein Engel, eine
Fee, eine Sylphide!"
Nichts schlimmer, als der schwere Plattfuß, der mit
dem Schmutz der Erde in Berührung kommt.

29. Farbige Lithografie von Otto Schoff, um 1930.
30. Anonyme Zeichnung, 1922.

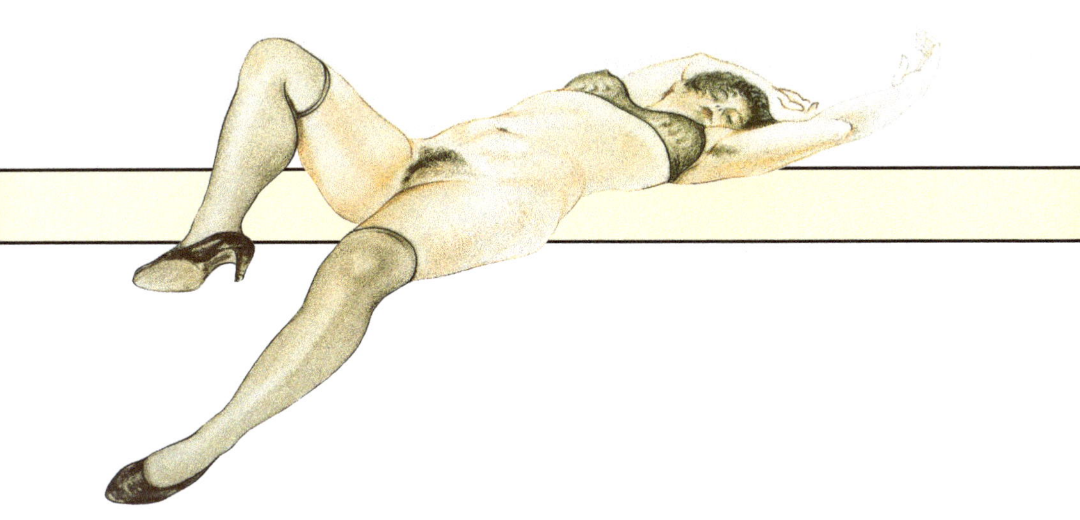

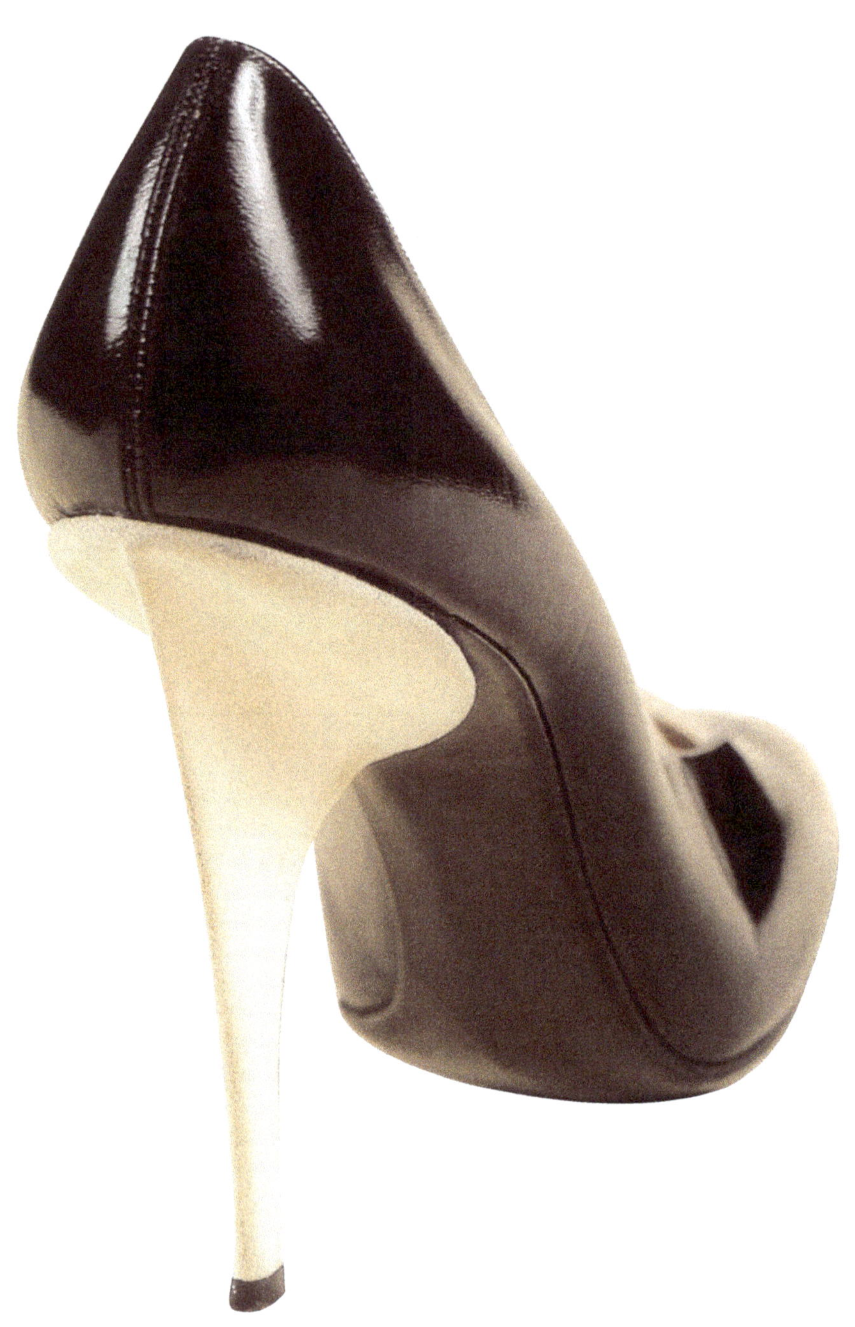

31. Kreation Perugia, 20er Jahre.

*I*n *Monsieur Nicolas* tadelt er sehr heftig die „niedrigen Schuhe der Republikanerinnen" und entrüstet sich über die Zeitungen, die für diese hässliche Mode
eintreten. Der Fuß- und Schuhfetischismus ist diejenige sexuelle Perversion, die in Rétifs Leben am stärksten hervortritt. Da er als erster diese Variante des Fetischismus ausführlich schilderte, schlug der deutsche Sexualforscher Iwan Bloch vor, den Fuß- und Schuhfetischismus als Retifismus zu bezeichnen, eine Logik analog jener, die den Namen Sadismus von Sade und den Masochismus von Sacher-Masoch herleitete.

In der Literatur wird der Fußfetischismus schon sehr
viel früher erwähnt. Im *Leben der galanten Damen*
(1665) erzählt Brantôme, dass bereits Lucius
Vitellius, der Vater des Kaisers Vitellius, ein
Schuh- und Fußfetischist gewesen sei. Eines Tages
habe er die Kaiserin Messalina um die Erlaubnis
gebeten, ihr die Schuhe anziehen zu dürfen.
„Nachdem er sie ihr angezogen hatte, behielt er
einen Schuh und trug ihn immer unter dem Hemd
auf dem Leibe bei sich, er küsste ihn, so oft er nur
konnte, und betete in dem schönen Schuh den schönen Fuß der geliebten Frau an, da er weder ihren
natürlichen Fuß noch ihr schönes Bein zu seiner
Verfügung haben konnte".
Brantôme erklärte die Bekleidung für sinnlich reizen-
der als die Nacktheit. „Der Fuß muss in einem
schönen, weißen Schuh stecken, einem Schuh aus
schwarzem oder farbigem Samt oder in einem
schönen, kleinen Stöckelschuh". Er hält das
Mittelmaß des Fußes für schöner als einen großen
oder sehr kleinen Fuß. Besonders verführerisch ist
ein solcher Fuß, wenn seine Trägerin ihn mit
„gewissen kleinen Wendungen und Drehungen
zappeln und hüpfen lässt" und er von einem
„schönen kleinen Stöckelschuh, einem spitzigen
weißen, vorn nicht viereckigen Schuh" bedeckt ist.
Erst die französische Mode des 18. Jahrhunderts hat
diesen Eindruck systematisch verwertet und die
Reize des weiblichen Fußes entdeckt.

32. Lithografie, Margit Gaal, 1921.

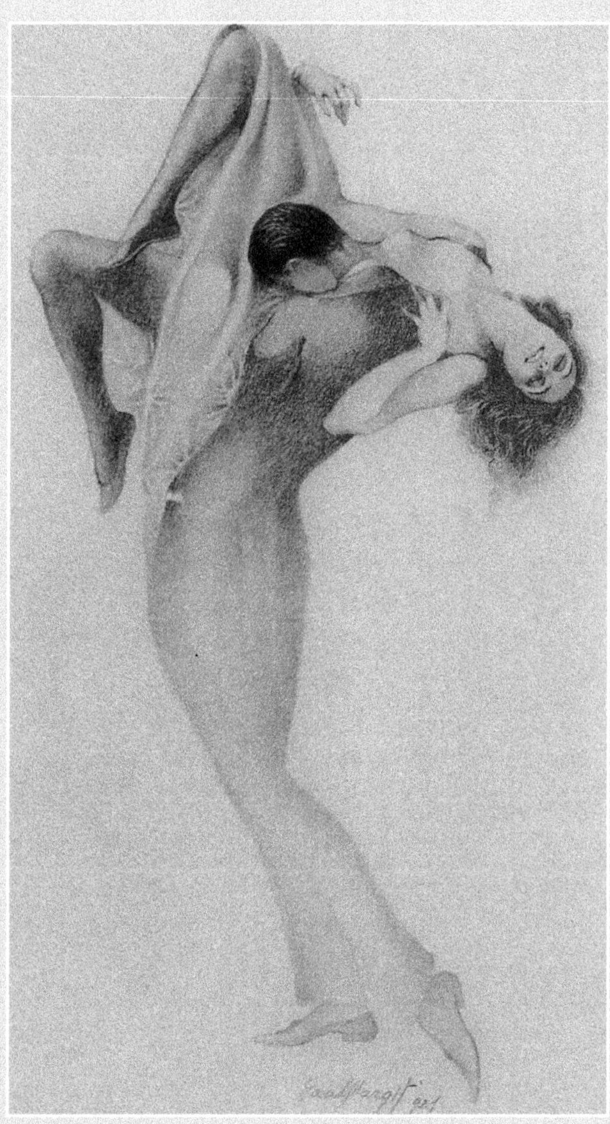

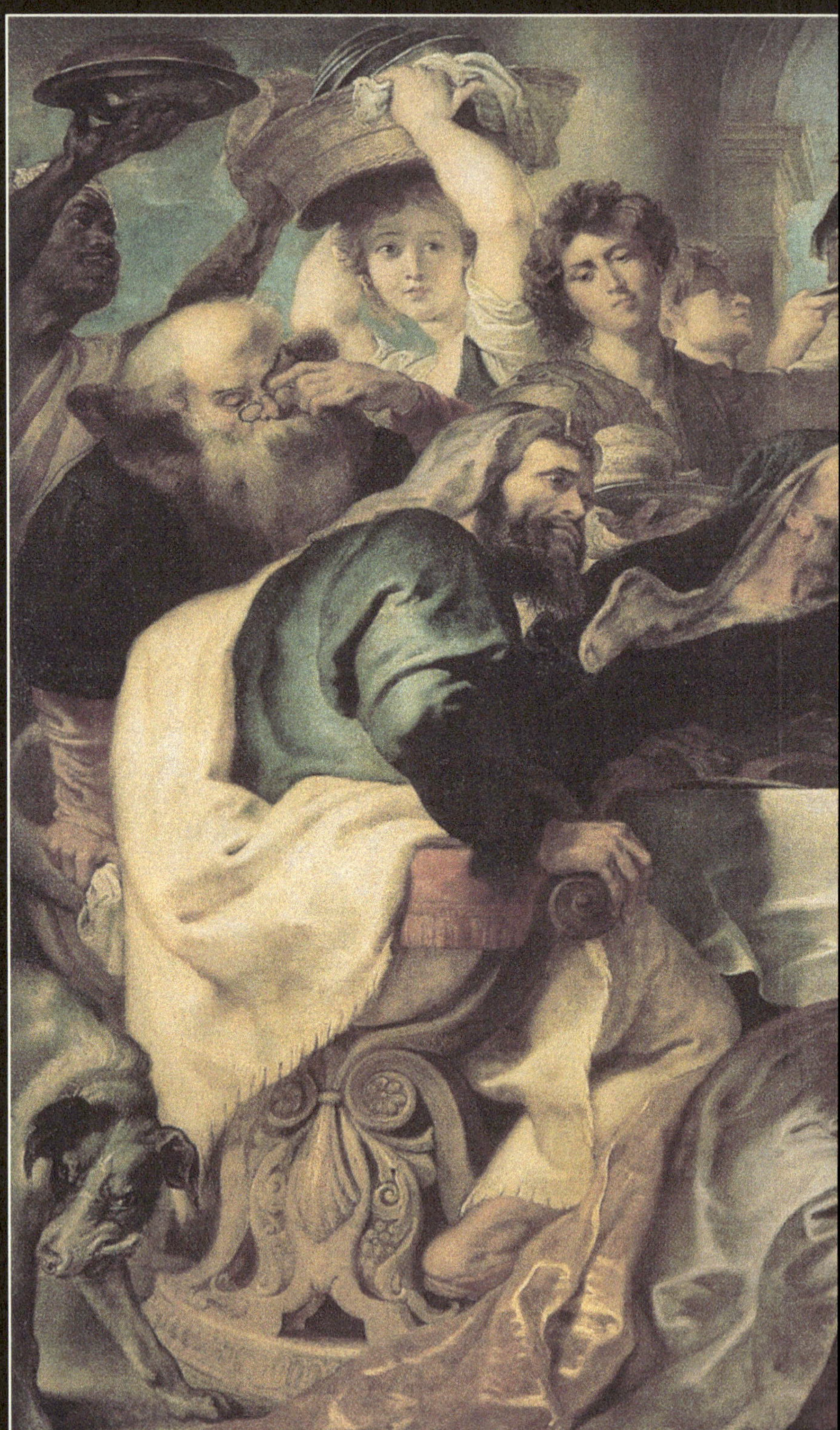

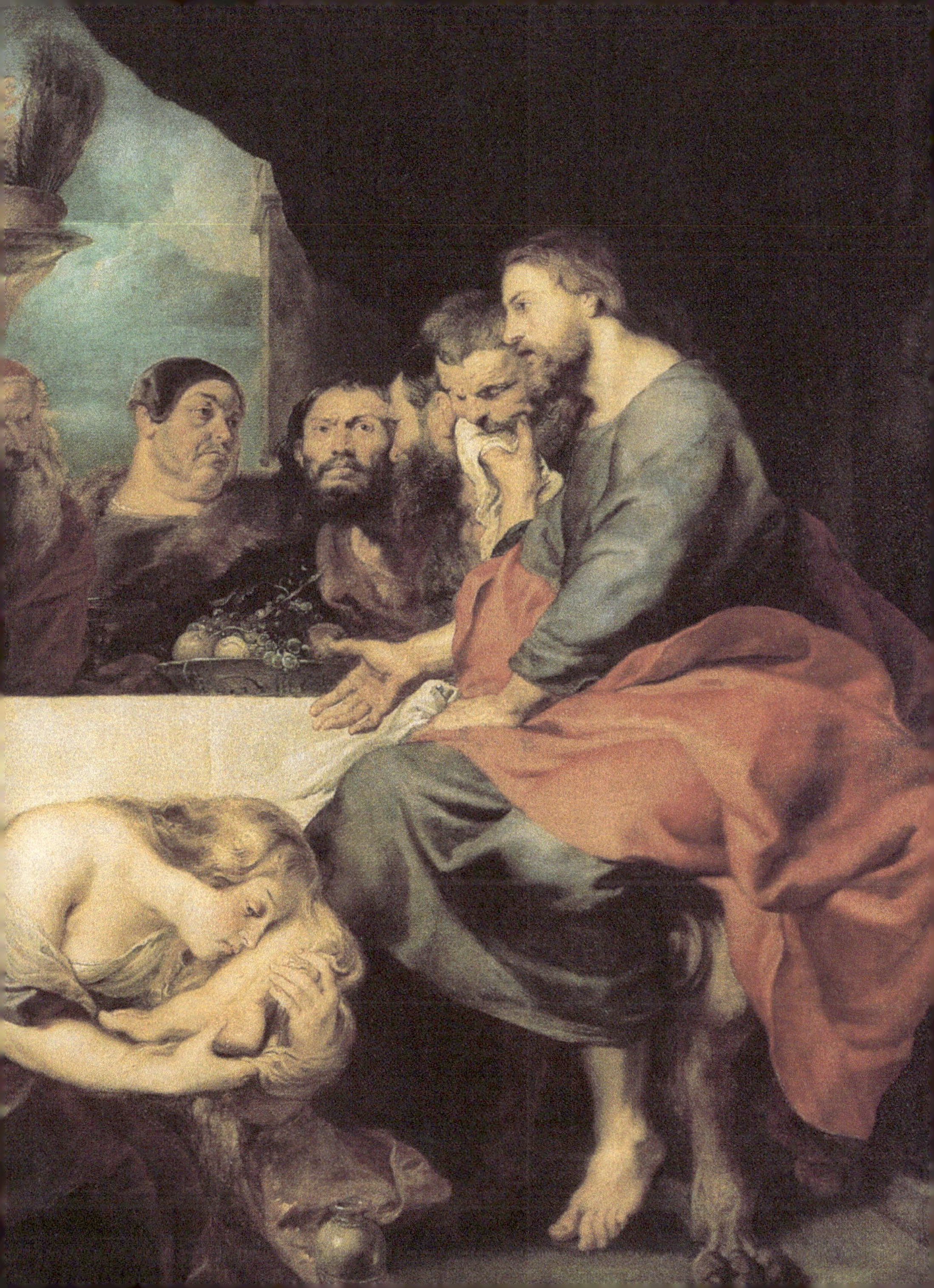

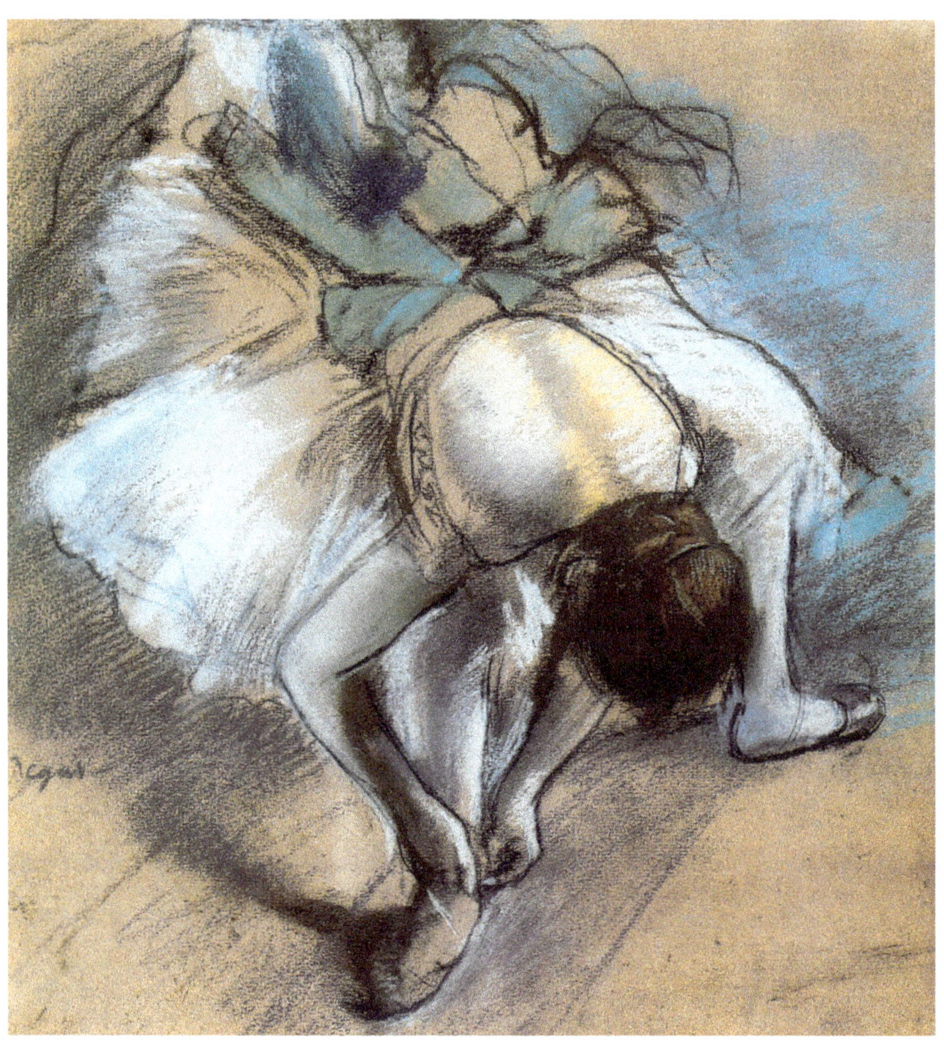

33. *Das Mahl bei Simon dem Pharisäer*, Rubens, 1620, Ermitage,
   St. Petersburg.
34. *Das Schuhband*, Edgar Degas, ca. 1880-1885.

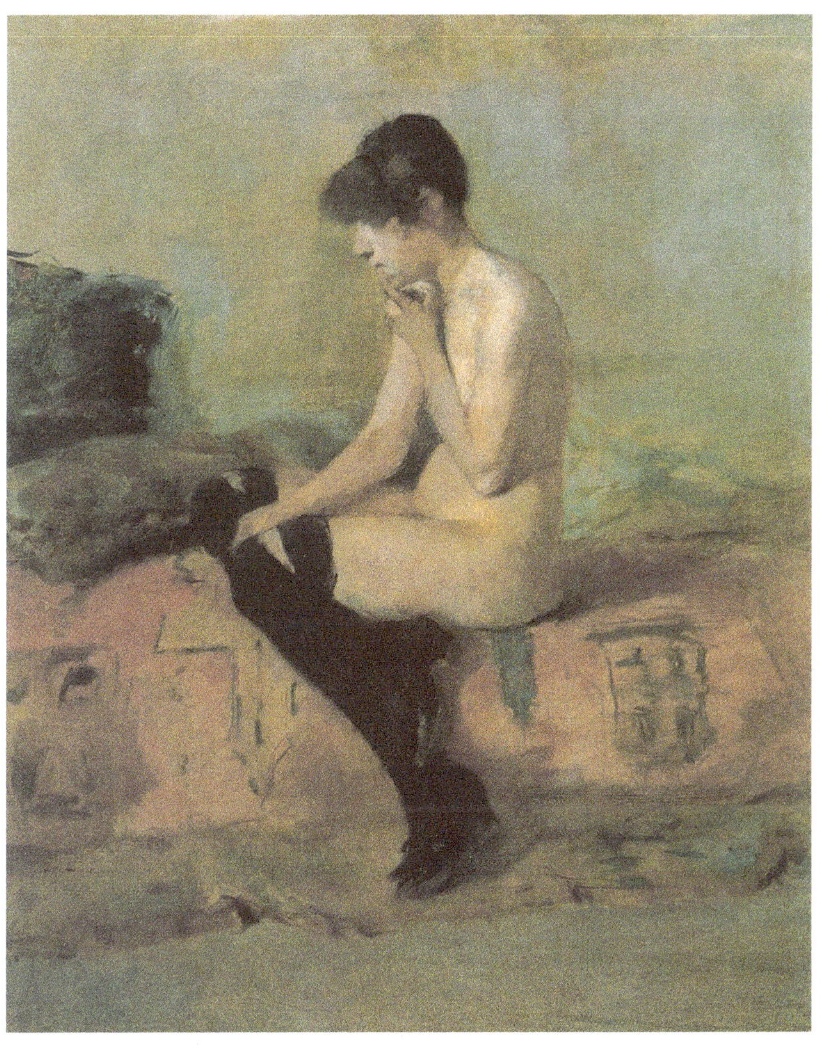

35. *Nacktstudie*, Toulouse-Lautrec, 1883.

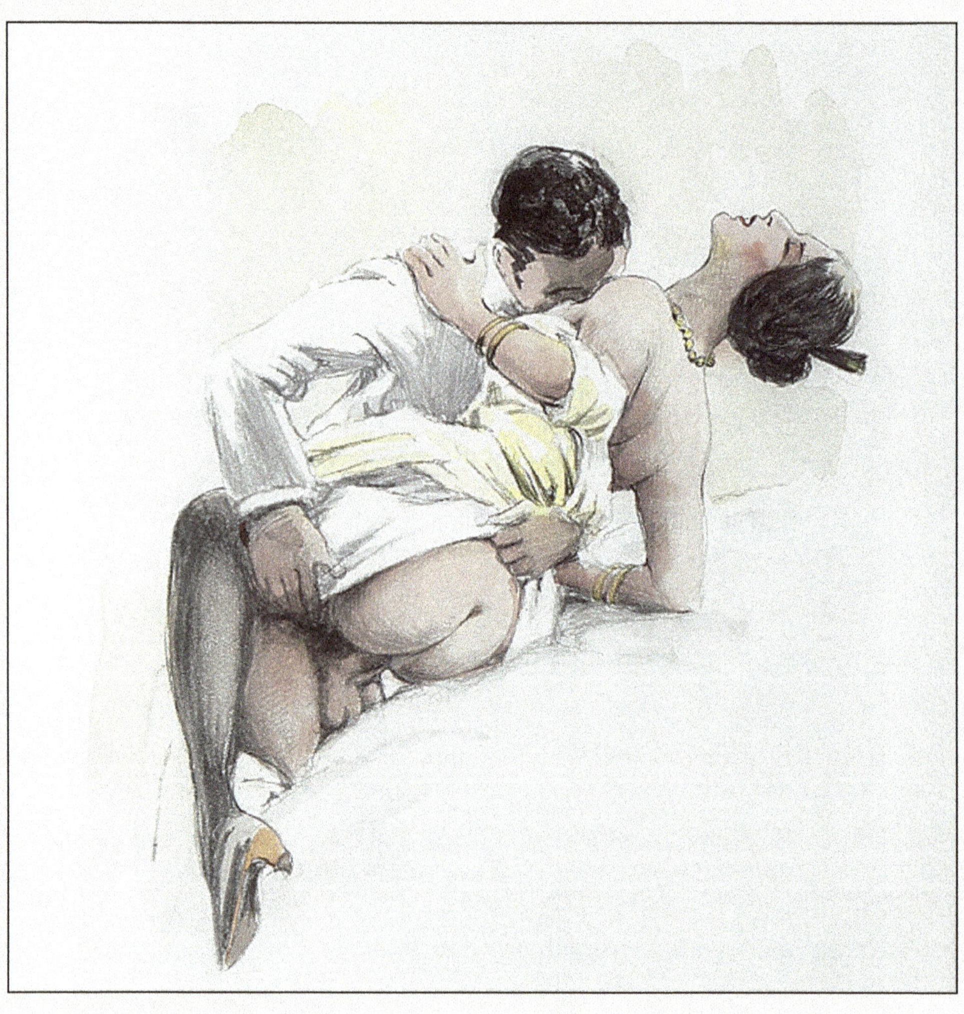

36. *Umarmung in der Natur*, US-amerikanisches Aquarell, 30er Jahre.

ar Goethe ein Schuhfetischist?
Während einer seiner langen
Abwesenheiten schrieb er am 14. 7.
1803 an Christiane Vulpius: „Schicke mir mit
nächster Gelegenheit Deine letzten, neuen
schon durchgetanzten Schuhe, von denen Du
mir schriebst, dass ich nur wieder etwas von Dir
habe und an mein Herz drücken kann. Lebe
wohl!" Dieser Einzelfall wird häufig als Beispiel
für Goethes Schuhfetischismus angeführt.
Unbestreitbar ist die große Rolle, die jener
Fetischismus in seinem Leben und Werk spielte.
Der *Wilhelm Meister* ist eine glänzende Quelle
für die Weiterführung dieses Themas. In den
Wahlverwandtschaften heißt es: „Er warf sich vor
ihr nieder und sie konnte sich nicht erwehren, dass
er nicht ihre Schuhe küsste und dass, als dieser ihm
in der Hand blieb, er den Fuß ergriff und ihn zärtli-
ch an seine Brust drückte".
Trotzdem fühlt Eisler in seiner psychoanalytischen
Goethe-Studie einen Vorbehalt gegen die Annahme,
dass Goethe ein Schuhfetischist war: „Seine Bitte an
Christiane geschah nur einmal, und dies sollte vor
allzu großer Sicherheit warnen, dass diese Perversion
in Goethes Leben vorhanden war".
Schon Rétif fragte nach den Ursachen jener
merkwürdigen Neigung. „Hat denn aber diese
Vorliebe für schöne Füße, die in mir so stark ist,
dass sie unfehlbar meine heftigsten
Begierden erregt und mich über sonstige
Hässlichkeit hinwegsehen lässt, ihre
Ursache in einer physischen oder geis-
tigen Anlage?... Die Leidenschaft, die
ich seit meiner Kindheit für schöne
Fußbekleidung hege, war eine erwor-
bene Neigung, die auf einer natürlichen
Vorliebe beruhte".

Es war Sigmund Freud, der die symbolische
Bedeutung des Fußes erkannte und mit der frühen
Kindheit verknüpfte. „Die fetischartige Verehrung
des weiblichen Fußes und Schuhs scheint den Fuß
nur als Ersatzsymbol für das einst verehrte, seither
vermisste Glied des Weibes zu nehmen; die
"Zopfabschneider" spielen, ohne es zu wissen, die
Rolle von Personen, die am weiblichen Genitale den
Akt der Kastration ausführen". Es sei also die
Fixierung an das heißbegehrte Objekt, den Penis des
Weibes, das im Seelenleben des Kindes unauslö-
schliche Spuren hinterlasse.

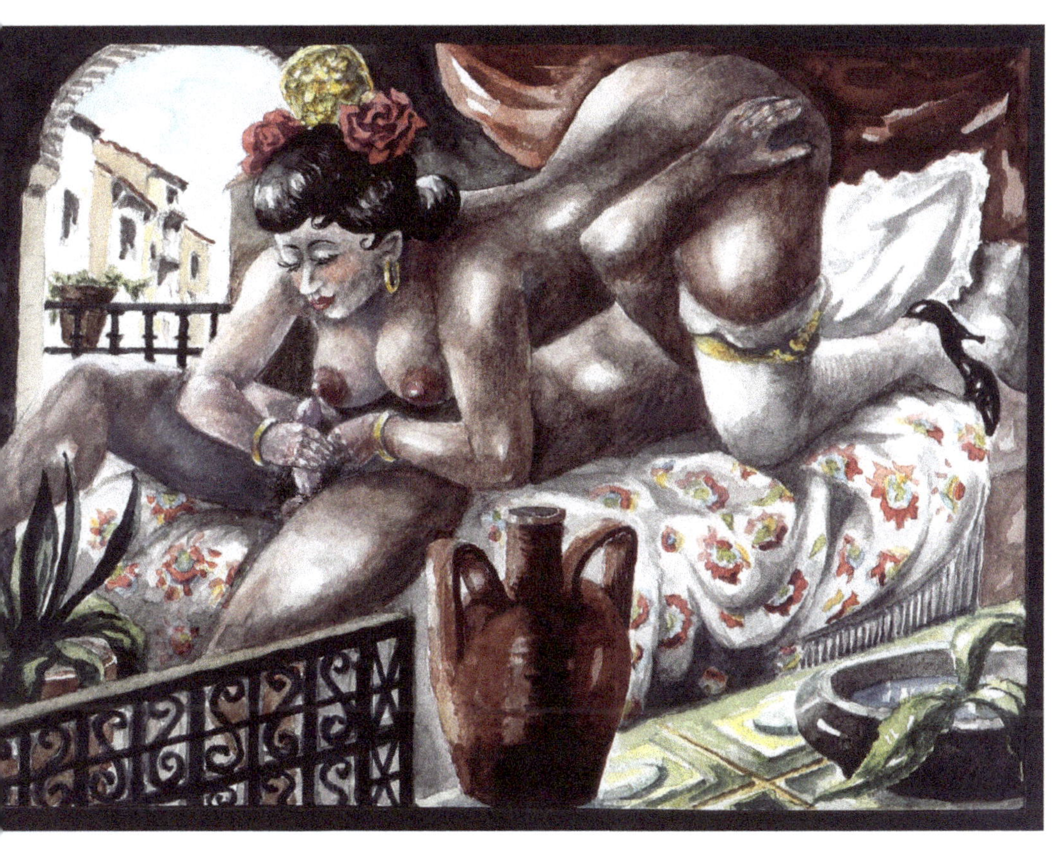

37. Aquarell, de Monceau, um 1940.

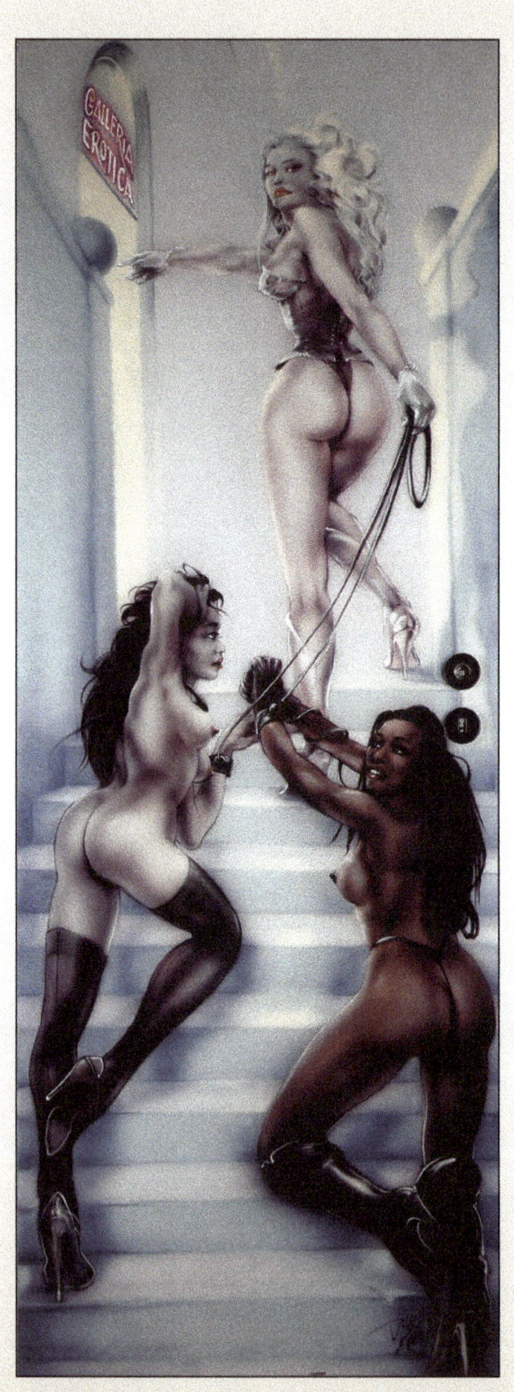

GALLERIA
EROTICA

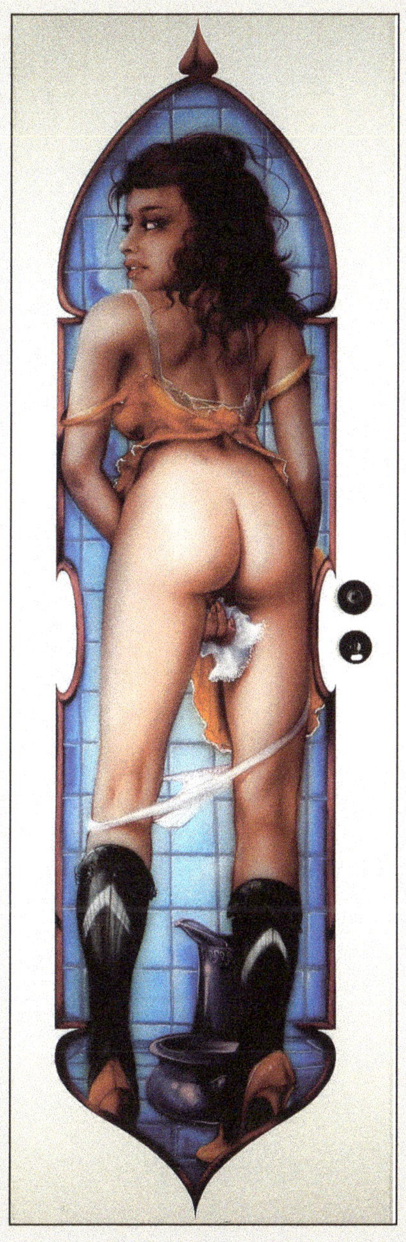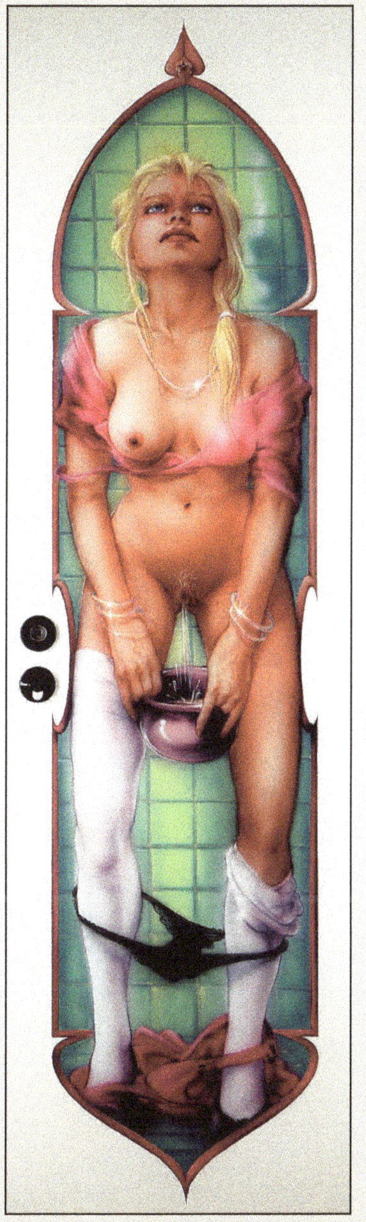

38. Airbrush-Malerei von Joe Brockerhoff.
39. Airbrush-Malerei von Joe Brockerhoff.
40. Airbrush-Malerei von Joe Brockerhoff.

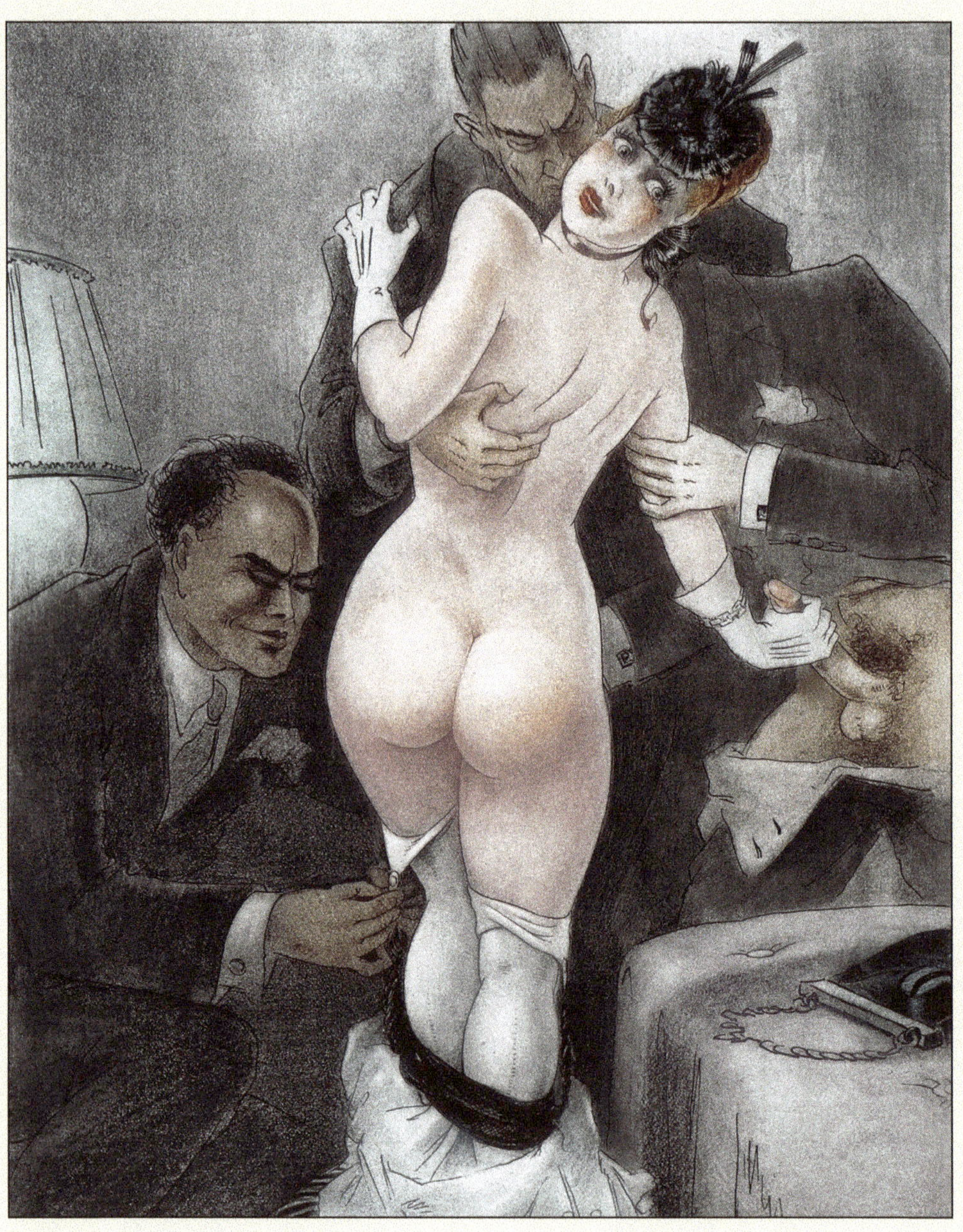

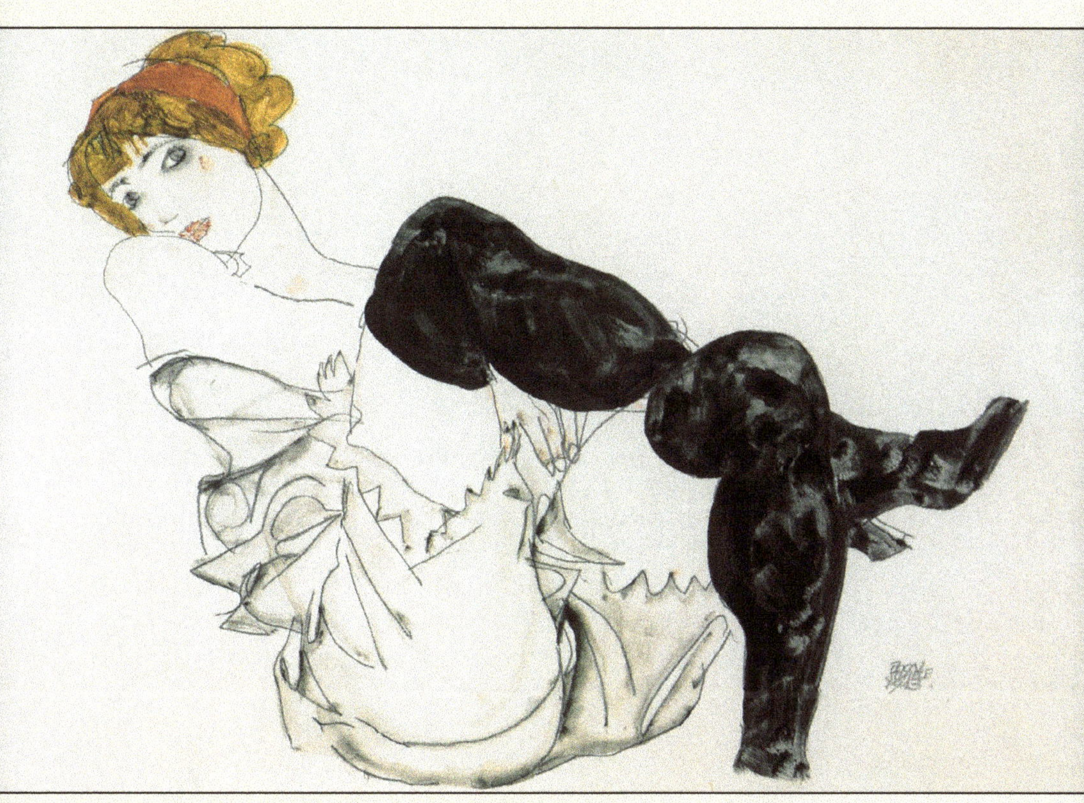

41. Farbdruck, Jean Morisot, 1925.
42. *Frau mit schwarzen Strümpfen*, Egon Schiele, 1913, Gouache, Aquarell und Bleistift.

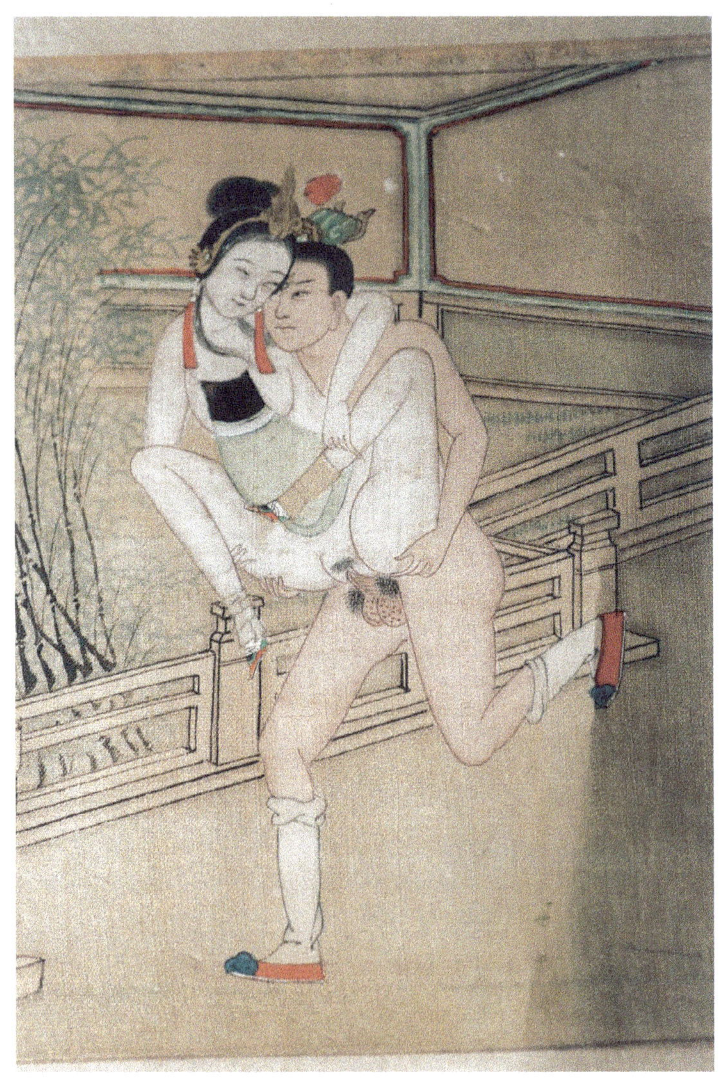

43. *Hochzeitsbuch*, Detail, wahrscheinlich aus Japan, 19. Jh.

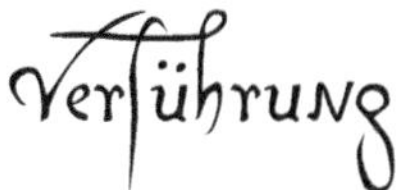

In Freuds Essay über W. Jensens „Gradiva" analysiert er das Interesse des jungen Archäologen Norbert Hanold für die Füße und Fußstellungen weiblicher Personen. Dieser hat kein Interesse für das lebende Weib. Er hat dieses auf die Weiber aus Stein oder Bronze verschoben. „Unser Dichter lässt bei seinem Helden bei geeignetem Anlass plötzlich ein lebhaftes Interesse für Gang und Fußhaltung der Frauen erwachsen, das ihn bei der Wissenschaft wie bei den Frauen seines Wohnorts in den Verruf eines Fußfetischisten bringen muss, das sich uns aber notwendig aus der Erinnerung an diese Kindergespielin ableitet. Dieses Mädchen zeigte gewiss schon als Kind die Eigenheit des schönen Ganges mit fast senkrecht aufgestellter Fußspitze beim Schreiten und durch die Darstellung eben dieses Ganges gewinnt später ein antikes Steinrelief für Norbert Hanold jene große Bedeutung. Fügen wir hinzu, dass der Dichter sich bei der Ableitung der merkwürdigen Erscheinung des Fetischismus in voller Übereinstimmung mit der Wissenschaft befindet. Seit A.Binet versuchen wir wirklich, den Fetischismus auf erotische Kindheitseindrücke zurückzuführen". Es besteht also eine symbolische Gedankenverbindung, welche zum Ersatz des Objektes, nämlich des weiblichen Penis, durch den Fetisch geführt hat.

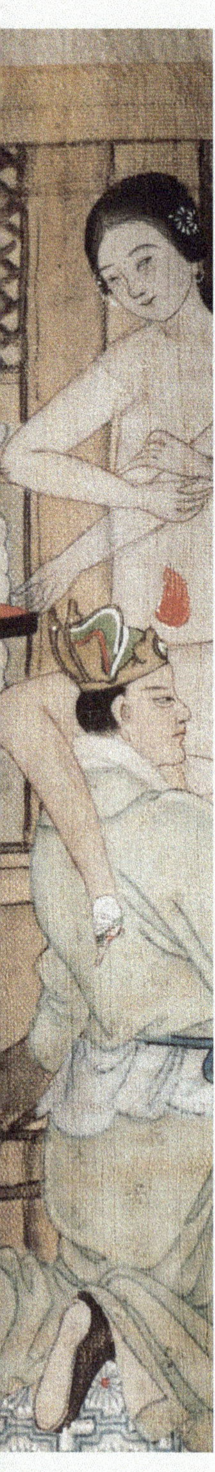

Freud erwähnt die Verstümmelung des Frauenfußes
im traditionellen China: erst wird der Fuß verstüm-
melt, dann wird er verehrt. „Man könnte meinen,
der chinesische Mann will es dem Weibe danken,
dass es sich der Kastration unterworfen hat".
Der Fuß ist ein uraltes sexuelles Symbol, schon im
Mythos. Der Schuh bzw. der Pantoffel wurde
dementsprechend zum Symbol des weiblichen
Geschlechts.

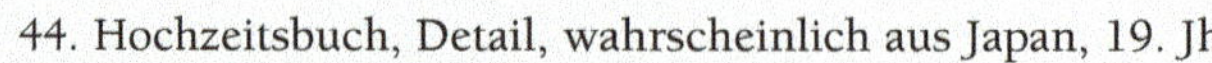

44. Hochzeitsbuch, Detail, wahrscheinlich aus Japan, 19. Jh.
45. Farbige Shunga, Seide auf Karton, 18. Jh.
46. Farbige Shunga, Seide auf Karton, 18. Jh.

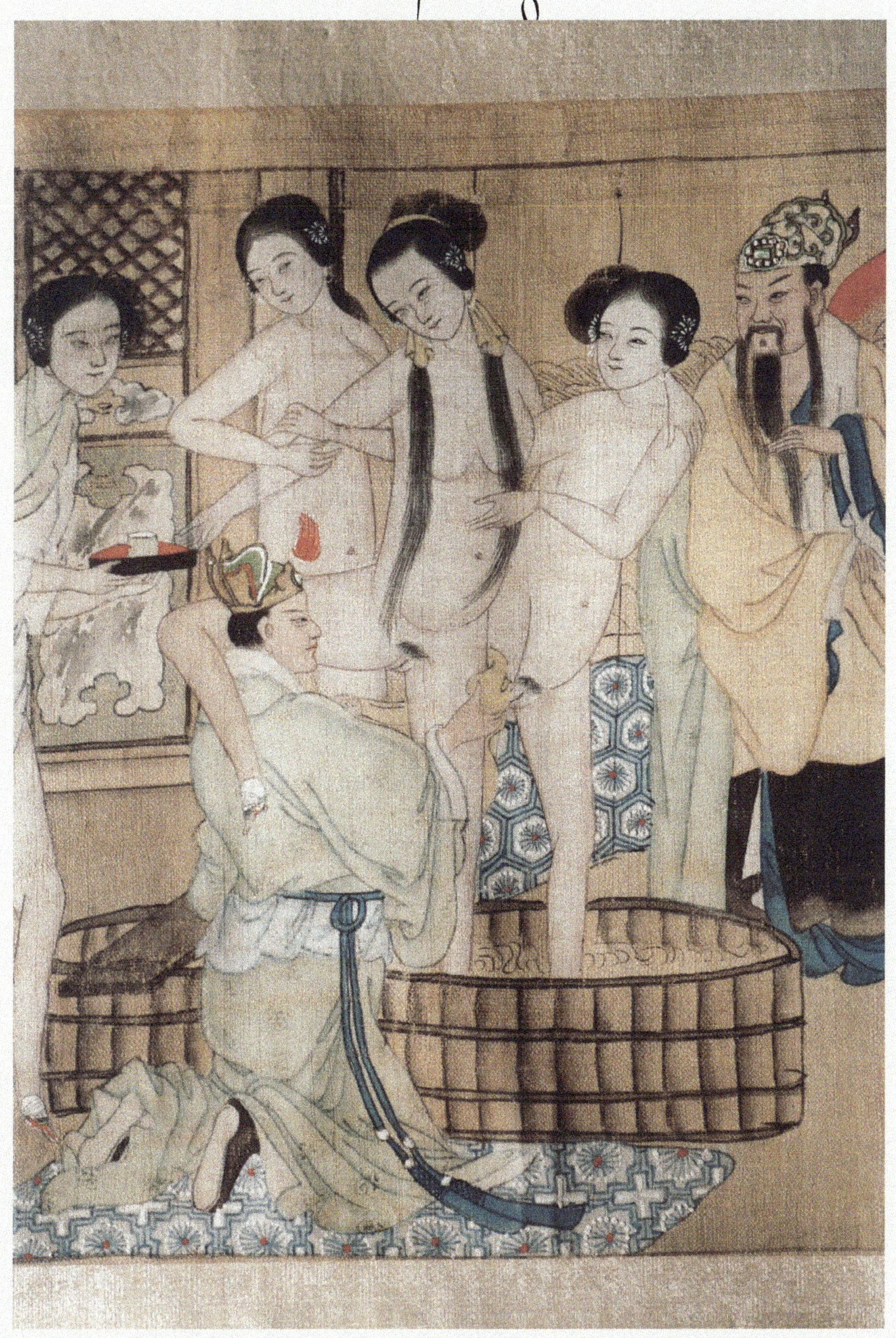

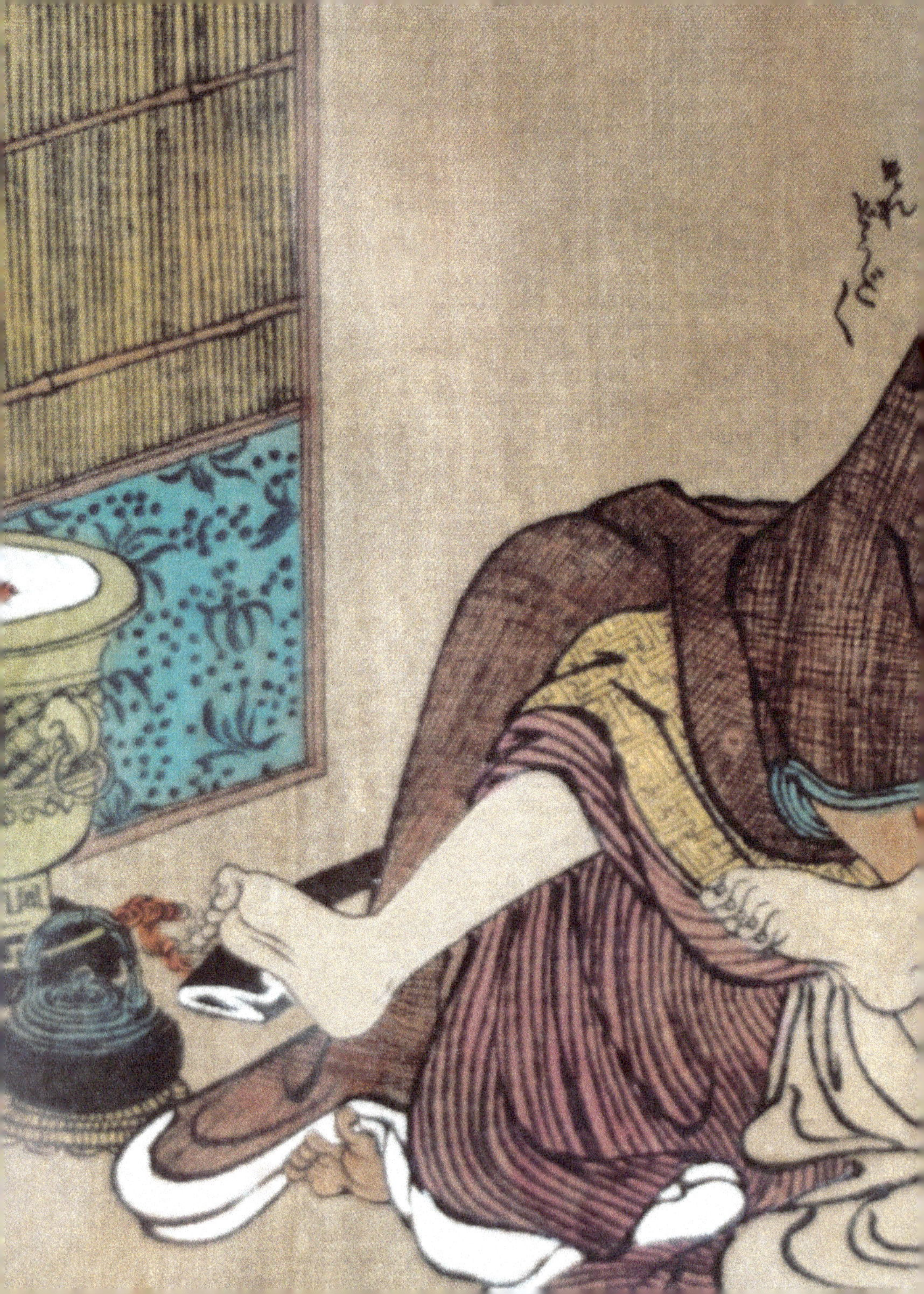

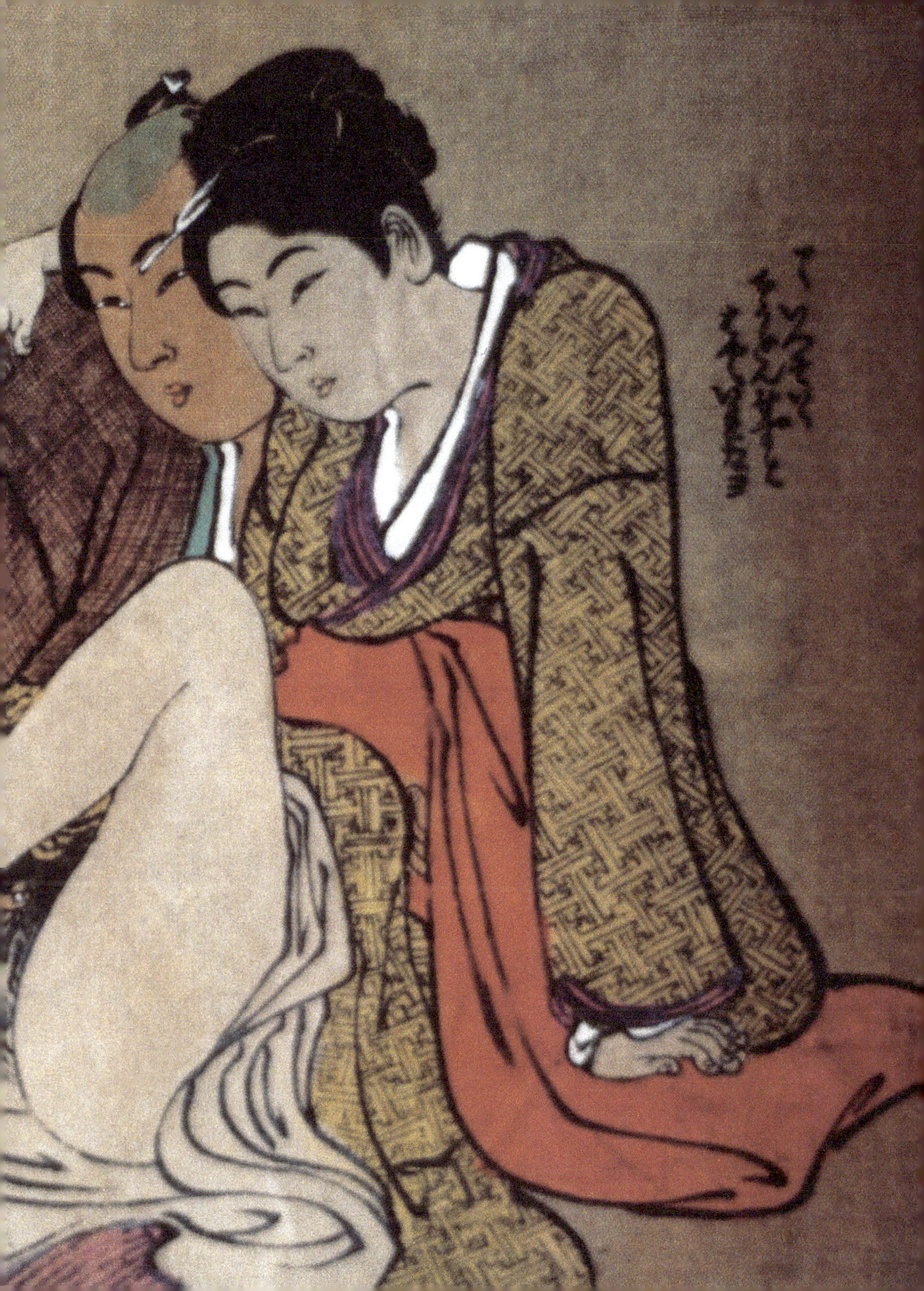

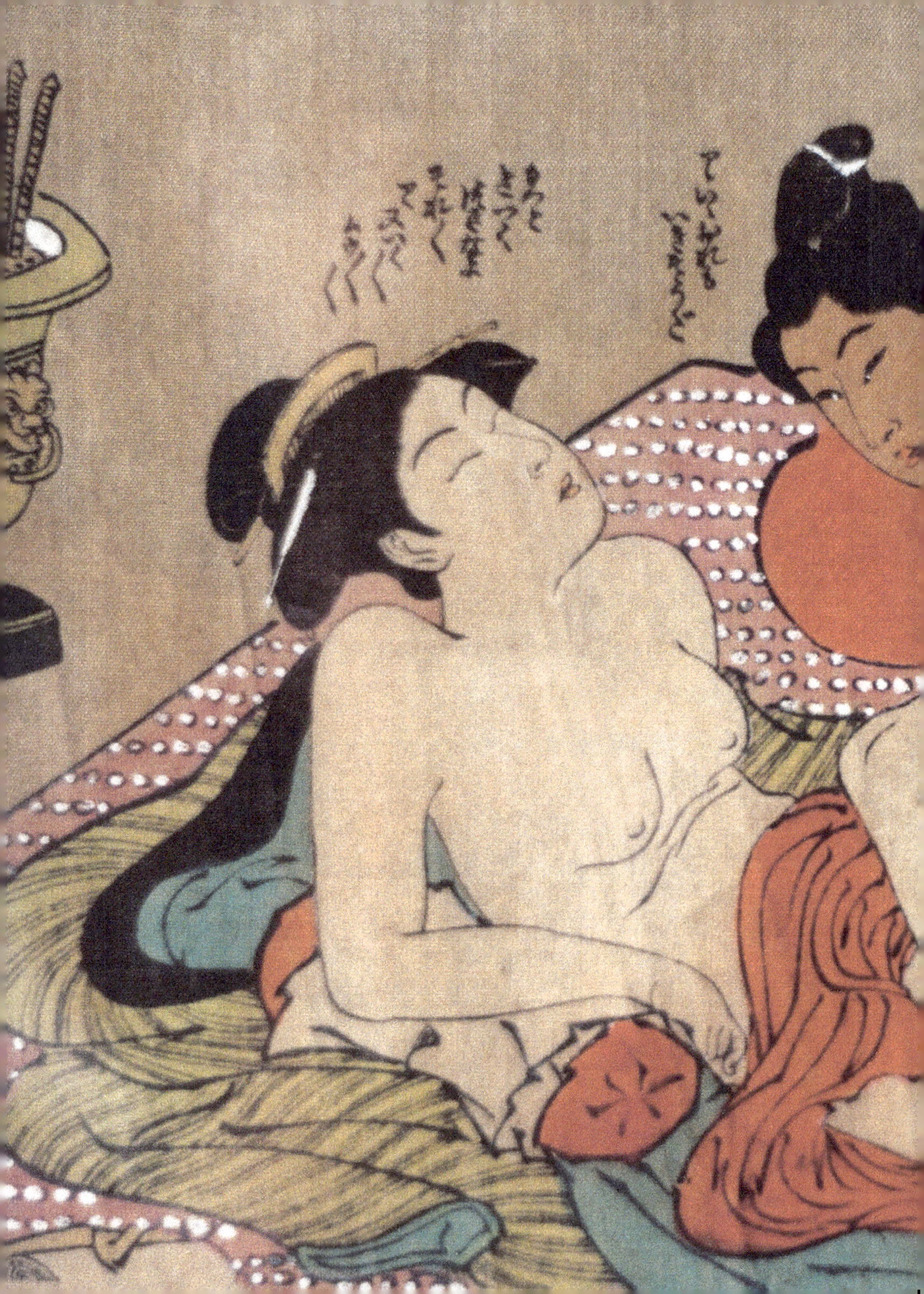

あまり
きつく
なさまし
それくく
てよこく
あれ

てうれたら
いうよふど

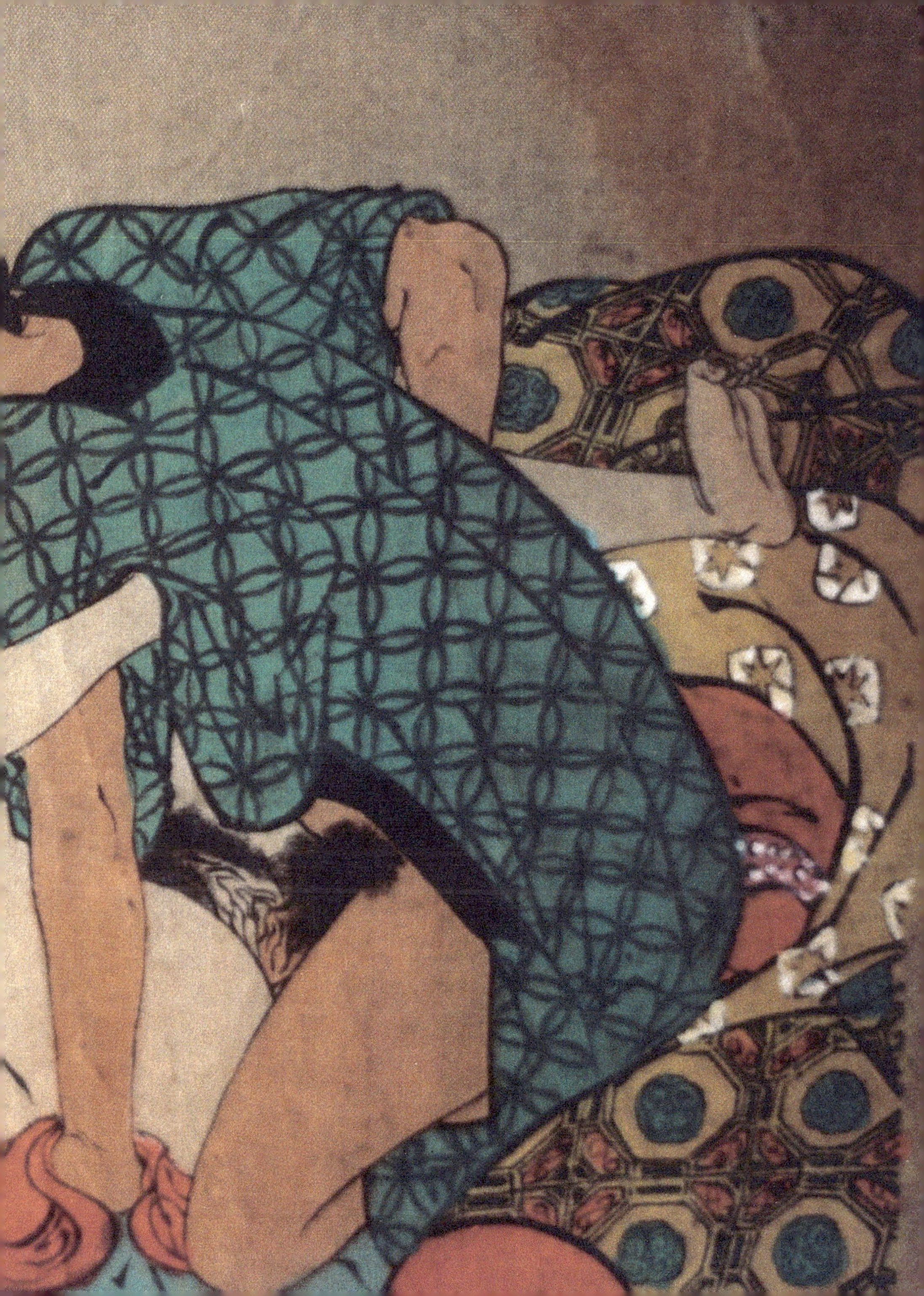

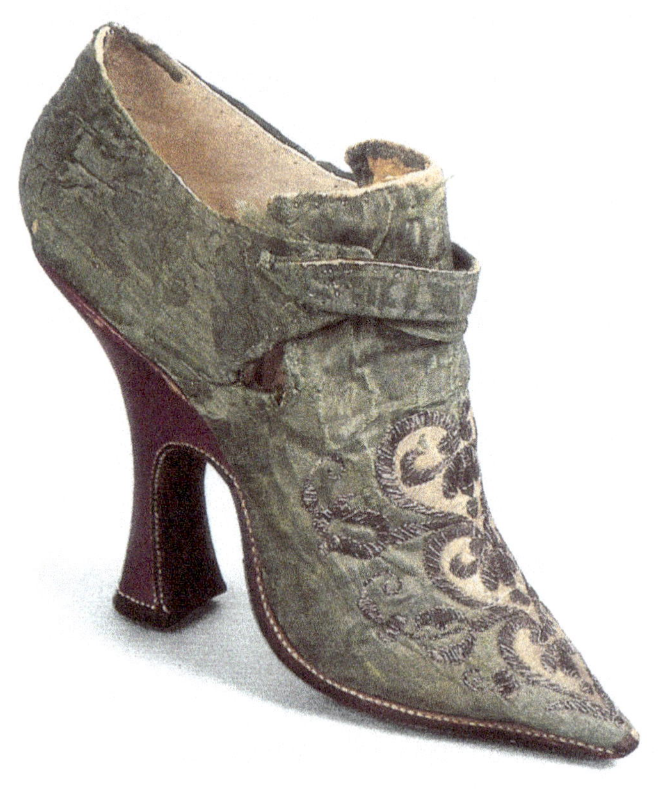

47. Frauenschuh, London, 1720.

.J. Storfer verweist in seinem Buche *Marias jungfräuliche Mutterschaft* (1914) auf das Märchen vom Aschenbrödel: „Der Prinz sieht ihren Schuh (vulva) und ist über dessen Zierlichkeit und Kleinheit so entzückt, dass er seine Besitzerin ausforschen lässt und heiratet.
Aschenbrödel, das einen „kleinen Schuh" hat, ist das richtige Gegenstück des jüngsten Bruders, der ein „großes Schwert" besitzt.
Schon im Altertum finden wir das Aschenbrödelmotiv in den Erzählungen über die schöne Rodopis. Als sie badete, raubte ihr ein Adler – das Symboltier patriarchalischer Sexualität – eine ihrer Sandalen und brachte sie dem König nach Memphis. Dieser, entzückt über die Zierlichkeit der Sandale, ließ nach der Besitzerin forschen, um sie zu heiraten.

ie weiche Sandale mag eine eher vaginale Bedeutung haben; in dem Stöckelschuh aber vereinen sich vaginale und phallische Bedeutung. In dem Traum, den uns die Schriftstellerin Franziska Gräfin von Reventlow 1905 berichtet, wird die phallische Bedeutung besonders deutlich.

„Zweimal von spitzen Schuhen mit hohen Absätzen geträumt – heute Nacht, dass ich mit mir selbst ins Restaurant ging und nicht wusste, wie ich mich anderen gegenüber bezeichnen soll. Dachte ganz verwirrt: Soll ich sagen „meine Frau" oder „er"?" Eine Verwirrung in der Geschlechtsidentität. Interessant an diesem Traume ist auch, dass es sich nicht, wie es in der Regel der Fall ist, um die Fantasie eines Mannes handelt, der mit seinem Kastrationskomplex zurechtkommen muss. Interessanter daran ist, dass auch Frauen zu solchen Ersatzbildungen geneigt sind. Ein Blick in die Schuhschränke vieler Frauen kann hier zu Offenbarungen führen.

Hat der Fuß- und Schuhfetischismus in unserer Ära der kurzen Röcke seine Kraft eingebüßt? Gewiss nicht. Frühkindliche Fantasie verändern sich nicht in Abhängigkeit von der Mode. Allenfalls ihre spätere Ausgestaltung und Kostümierung bedient sich aus dem Fundus von deren Möglichkeiten.

48. Anonyme Zeichnung, Paris, um 1920.

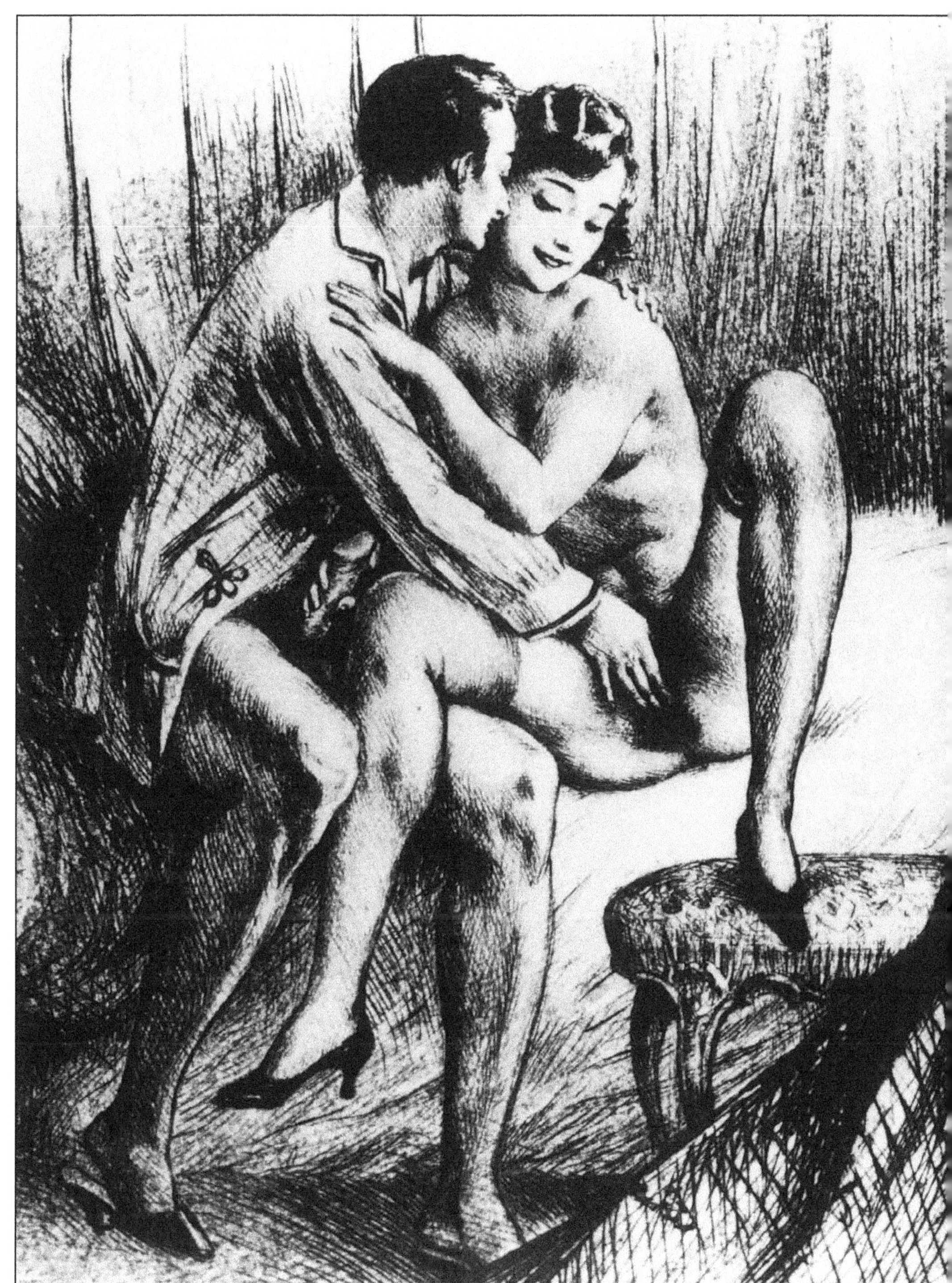

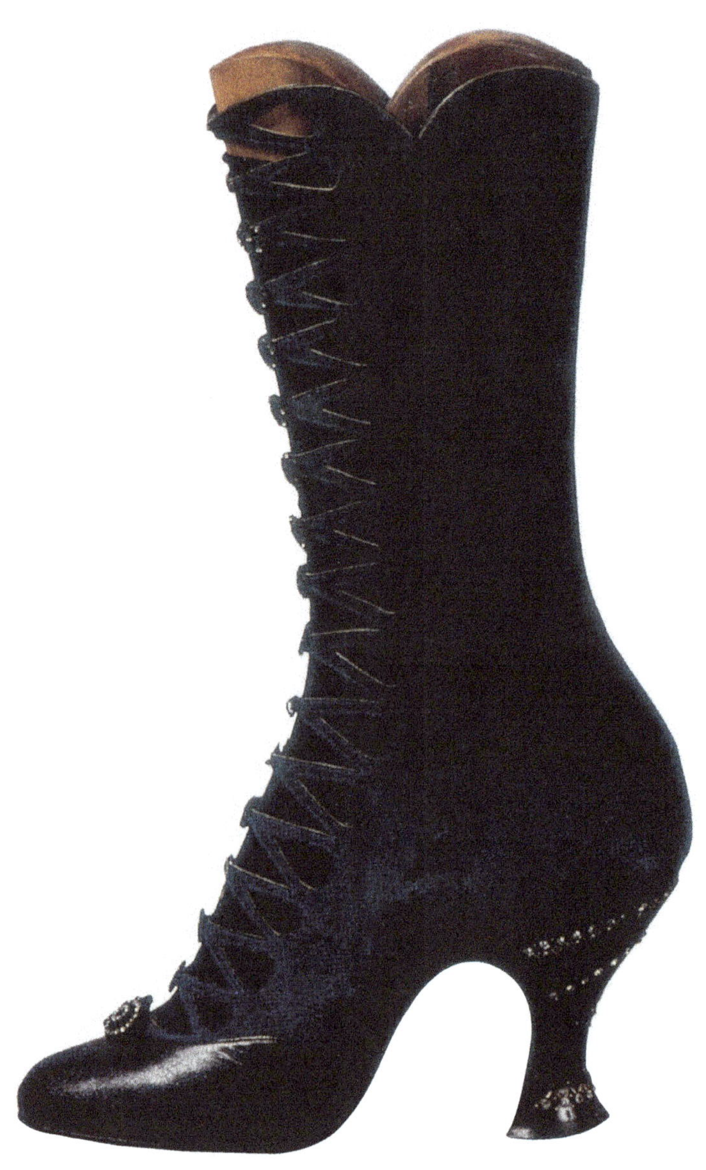

49. Schnürstiefel, 1890.

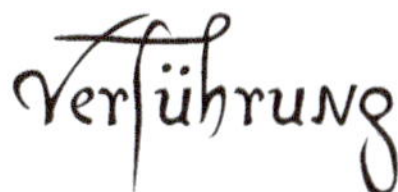

Verführung

Die Tatsache, dass wir alle weiterhin von Müttern geboren werden und wir mit ihnen und gegen sie unsere Geschlechtsidentität ausbilden müssen, lässt uns immer wieder ins Stolpern geraten, lange bevor die Moden ihren Einfluss geltend machen können. Es ist ein Stück „recherche du temps perdu", das in allen Varianten des Fetischismus eingefroren ist.

Jeder Bordellwirt kann heute noch Geschichten von „Schuh-Freiern" und „Fuß-Freiern" erzählen. So erzählte mir D., der Betreiber eines Frankfurter Luxusbordells, von einem Gast, der regelmäßig mit einem Koffer verschiedenartiger Schuhe angereist kam. Es war Aufgabe der auserwählten Damen, diese anzuprobieren und damit vor ihm auf und ab zu gehen, bis er zum Punkte seines höchsten Genusses kam.

Die Formen und Moden der Schuhe können dabei differieren entsprechend den verschiedenartigsten Neigungen. So liebt der eine besonders Halbschuhe, der andere Reitstiefel, wieder andere reagieren nur auf Schnürstiefel oder Knopf-Stiefelettchen; manche lieben nur Tanzschuhe oder Pantoffeln. Hirschfeld erwähnt einen Mann, der nur durch die Knöchelfalten an Schuhen sexuell erregt wurde. Oft spielt auch der Geruch des Leders dabei eine Rolle.

Auch spielen vielfach masochistische und sadistische Vorstellungen in den Schuhfetischismus mit hinein: die Vorstellung, getreten zu werden oder den Fuß auf den Nacken gesetzt zu bekommen.

50. Die Tänzerin und Valentin, Photo, 1892.

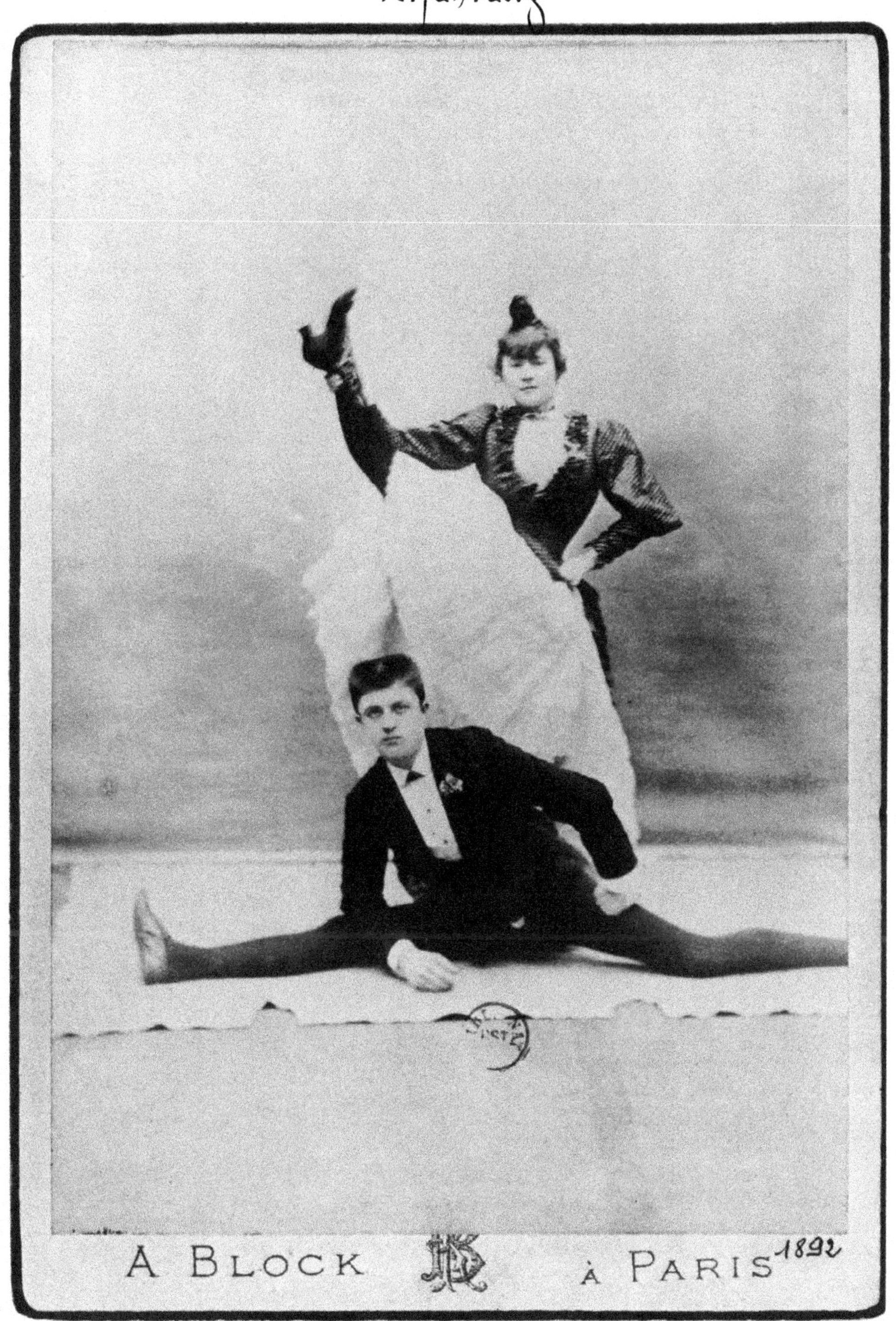
1892
A BLOCK À PARIS

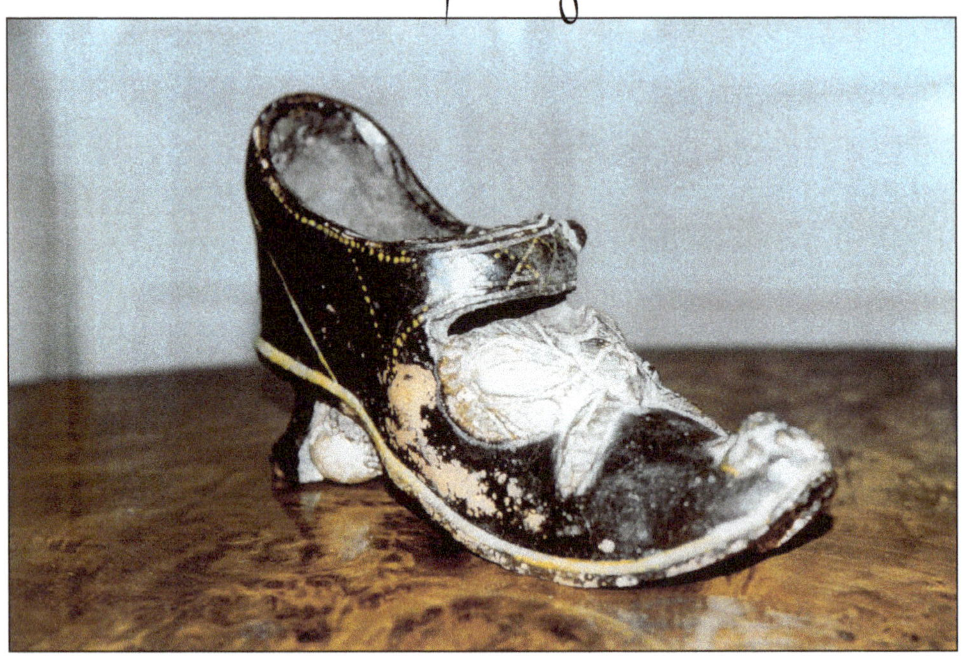

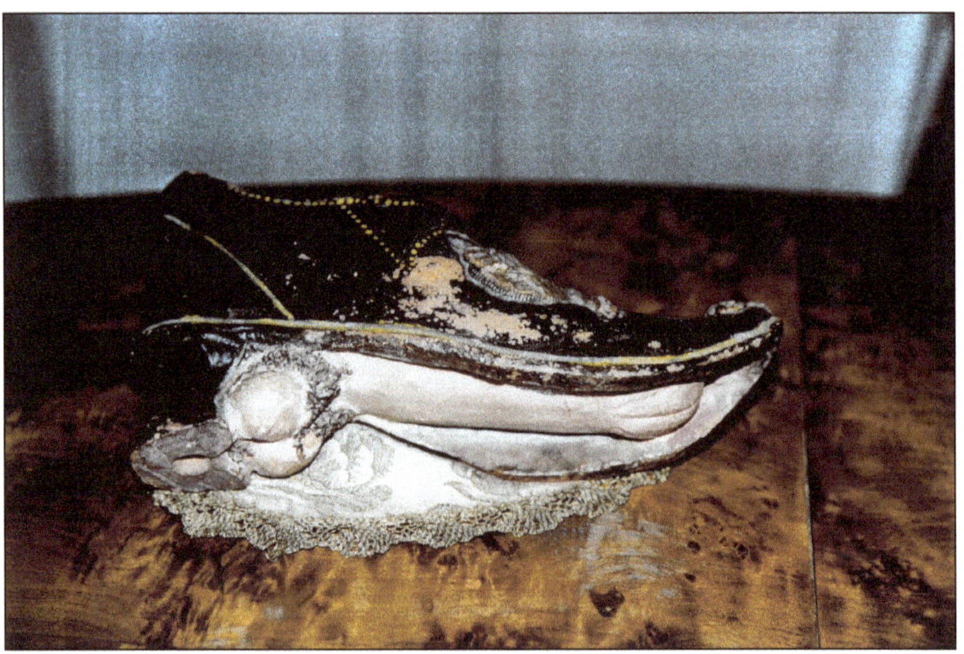

rafft-Ebing sah den Schuh- und Fußfetischisten als einen larvierten Masochisten an. Er nahm an, der Fuß und der Schuh werde dadurch besonders zum Fetisch, weil hierbei der Wunsch des Unterworfenseins symbolisiert werde. Ebenso wie man als Zeichen der Unterwerfung des Gegners früher vielfach den Fuß auf seinen Leib setzte und die Unterwerfung symbolisierte, so sei es auch heute noch in der Liebe. Wer im Internet das Suchwort „foot-fetish" eingibt, wird erstaunt sein über die Anzahl der Seiten, die dieser Passion gewidmet sind.

Weiterhin gibt es also einen inneren Antrieb, der diesen Fetischismus am Leben erhält. Doch hat er heute wohl seine gesellschaftliche und juristische Dramatik verloren. Jedem ist es gestattet, nach seiner Façon selig zu werden, ohne, wie in den frühen sexualwissenschaftlichen Handbüchern, als „krankhaft" abgestempelt zu werden.

Es ist ein eiskaltes Osterfest, und ich verfolge in einem spanischen Sender die Umzüge der Semana Santa in Sevilla. Wie viel an blutigem, kettenrasselndem Masochismus, an mittelalterlich anmutendem Grauen und naiver Reliquienverehrung ist in diesen Ritualen untergebracht!

51 - 52. Schuh, in dessen Sohle ein Penis versteckt ist, um 1750.

ie Hermanidades verzeichnen einen großen
Zulauf. Sogar Frauen gründen heute
„Schwesternschaften", die sich an den
Prozessionen beteiligen. Das Bedürfnis nach
Transzendenz nimmt zu. Insofern ist der Fuß- und
Schuhfetischismus nur eine ganz und gar ins Private
abgerutschte, säkulare Abwandlung eines religiösen
Rituals der Verehrung. Er garantiert die gleichen
leidenschaftlichen Aufschwünge und Erhebungen.
Der Fetischismus – eine inbrünstige, poetische
Privat-Religion in a-religiöser Zeit?

53. Anonyme Fotografie aus den Jahren 1890-1900.

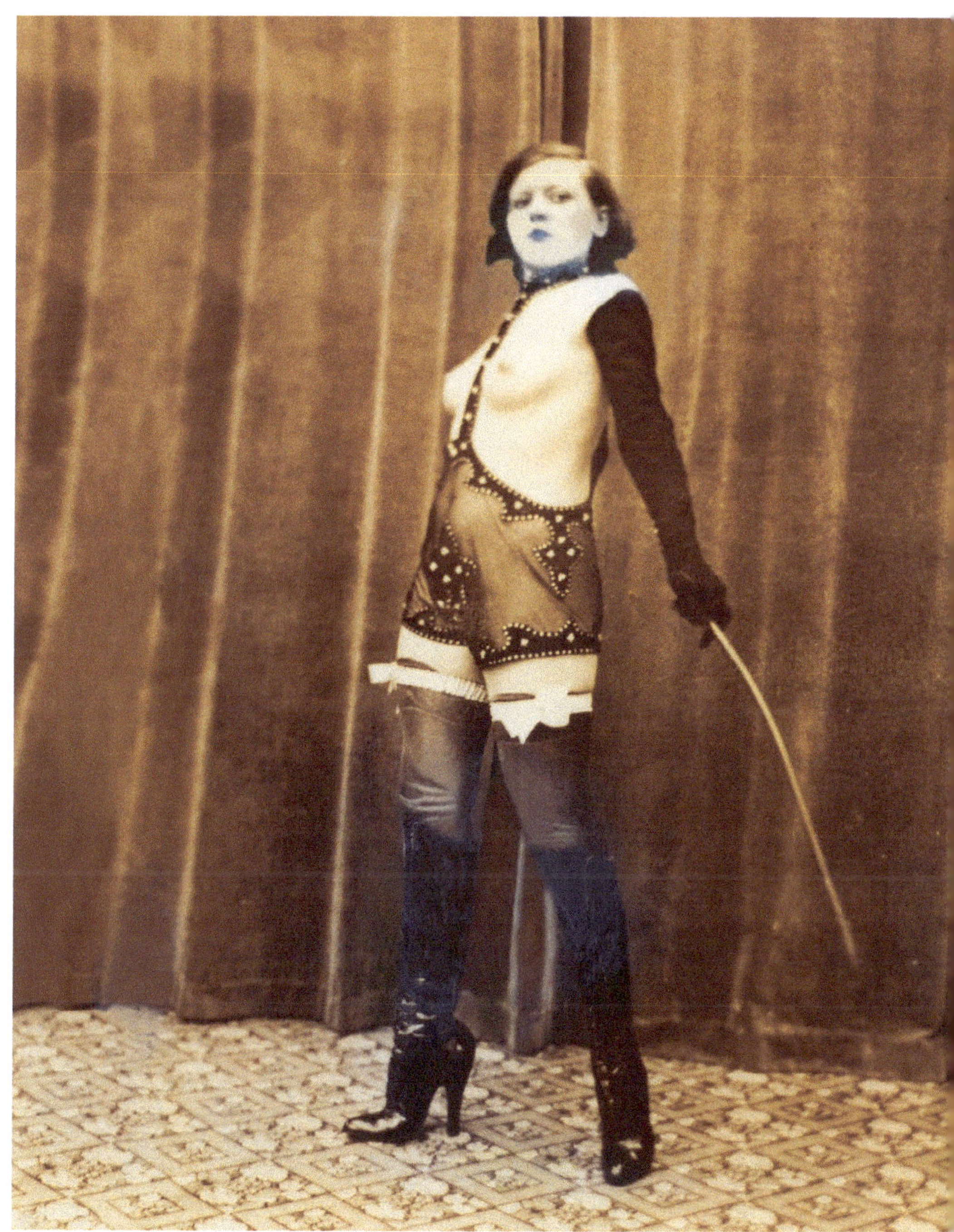

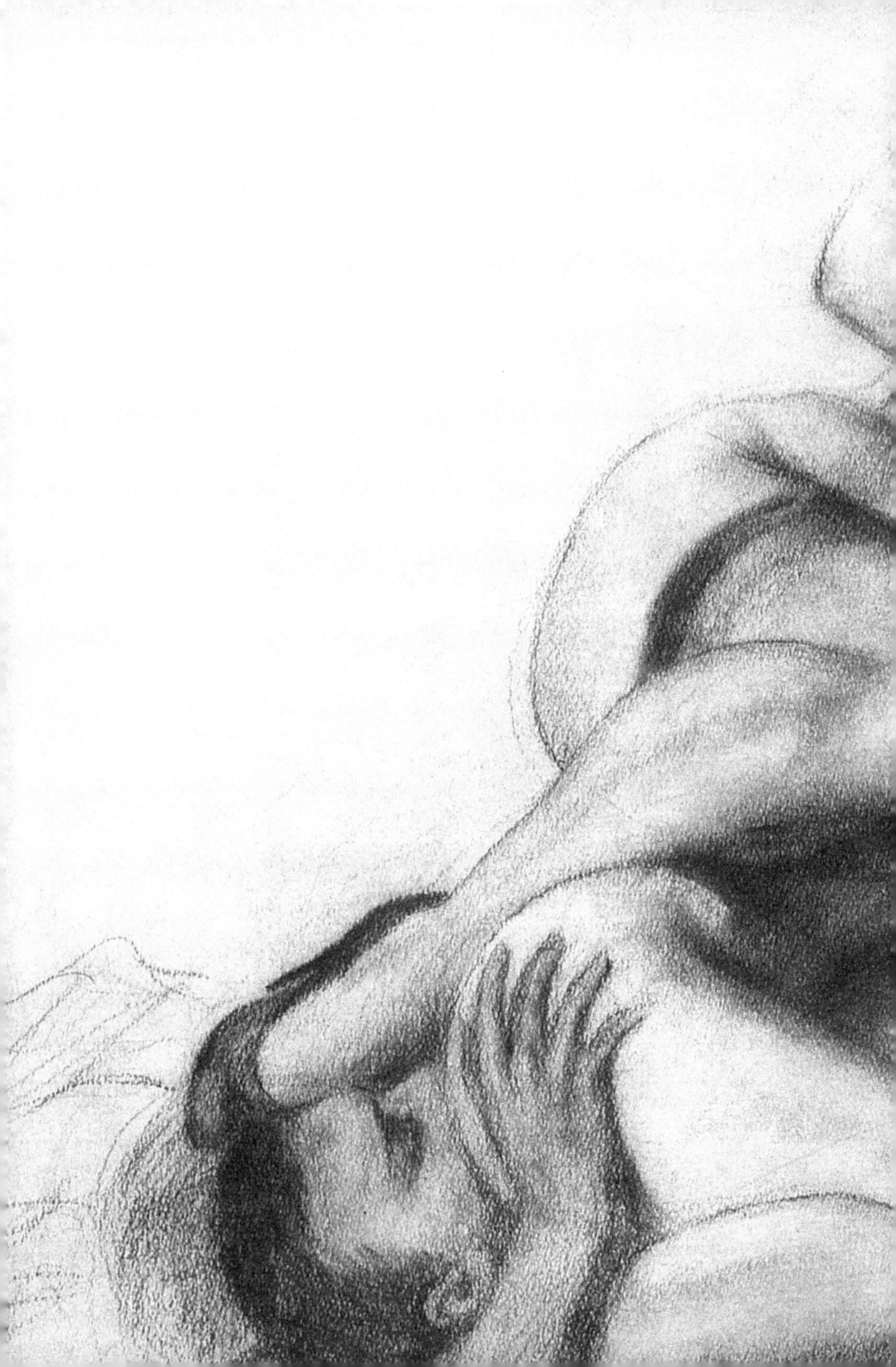

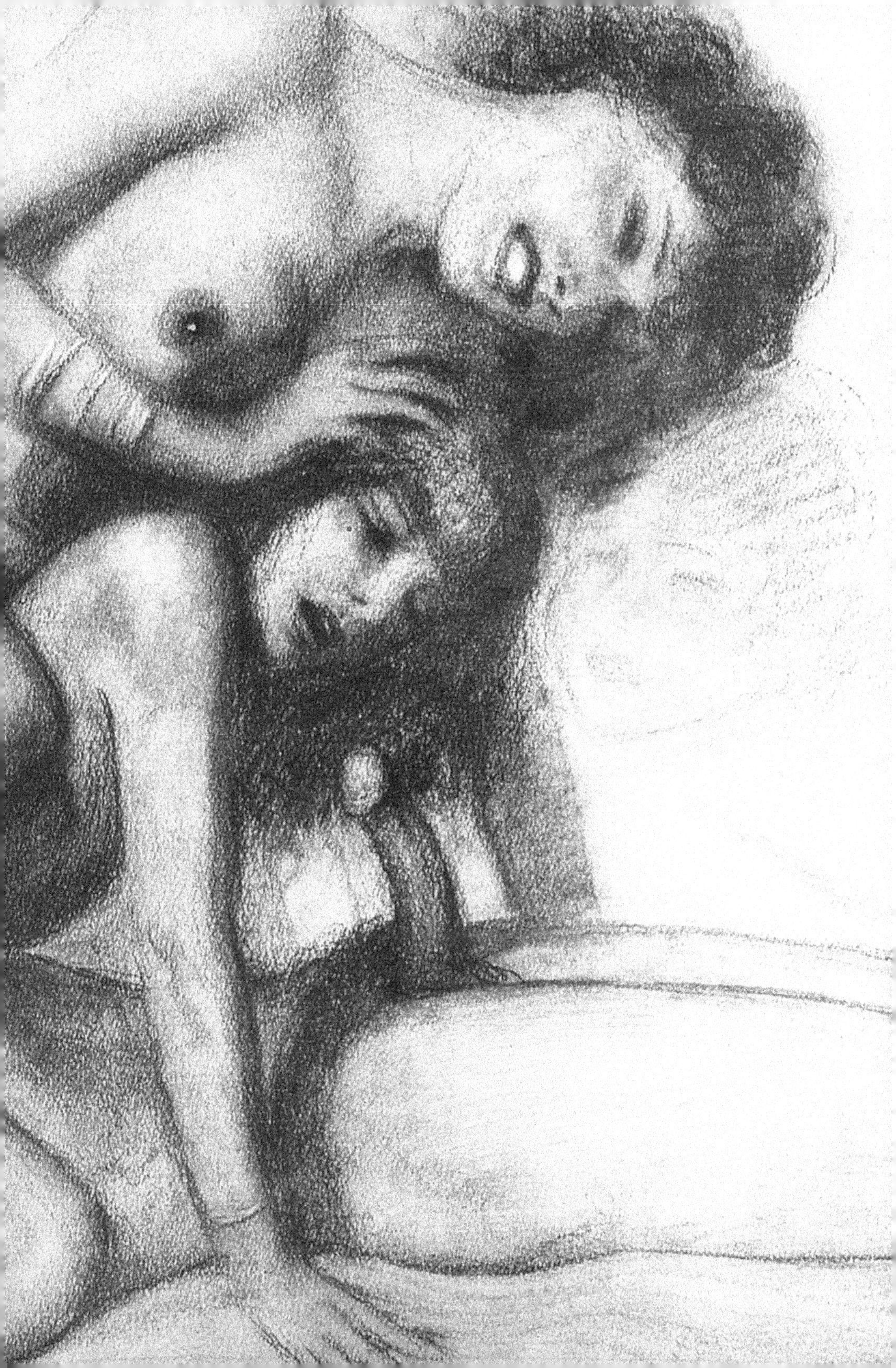

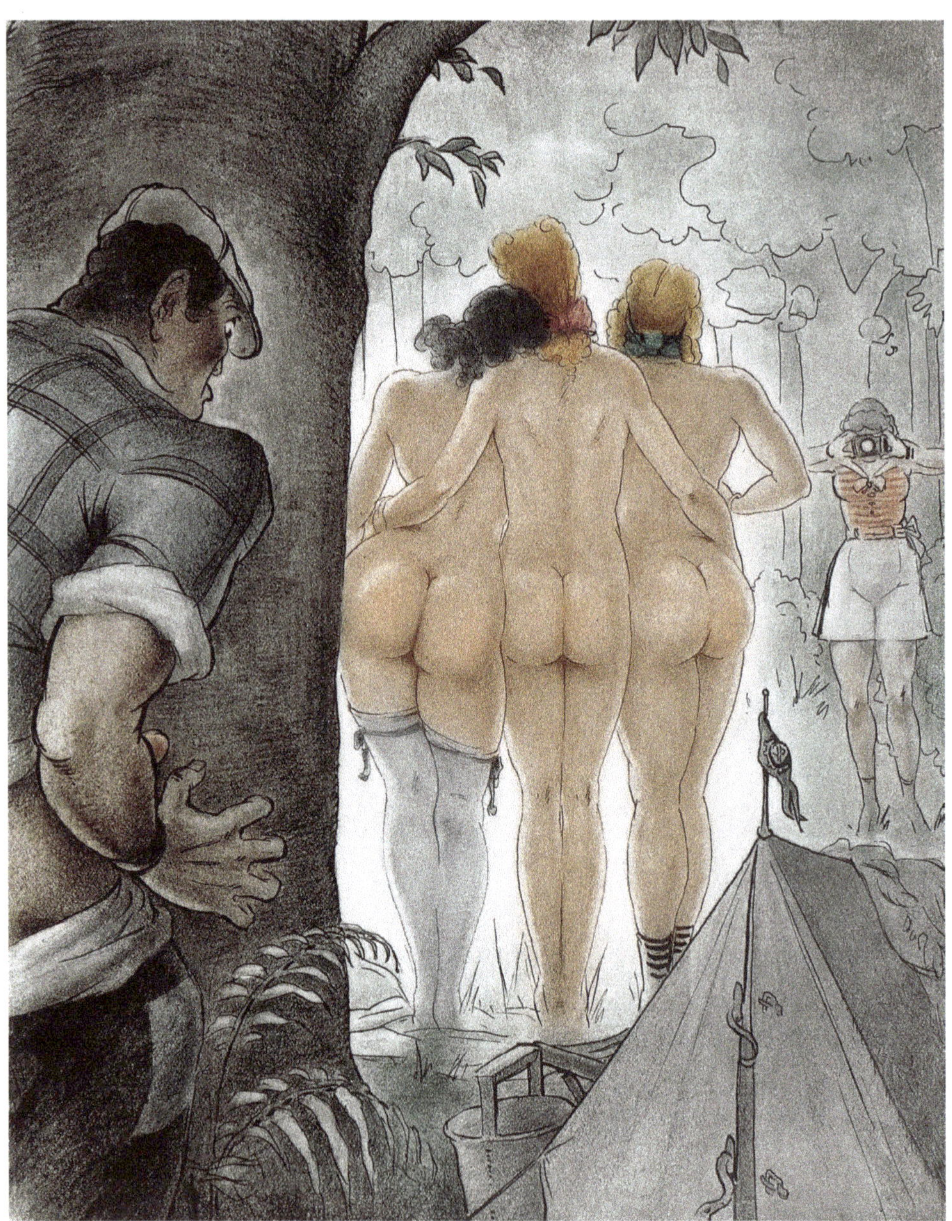

54. Lithografie, Marcel Herrfeldt.
55. Farbdruck, Jean Morisot, um 1925.
56. *Pornokrates*, Félicien Rops, 1878.

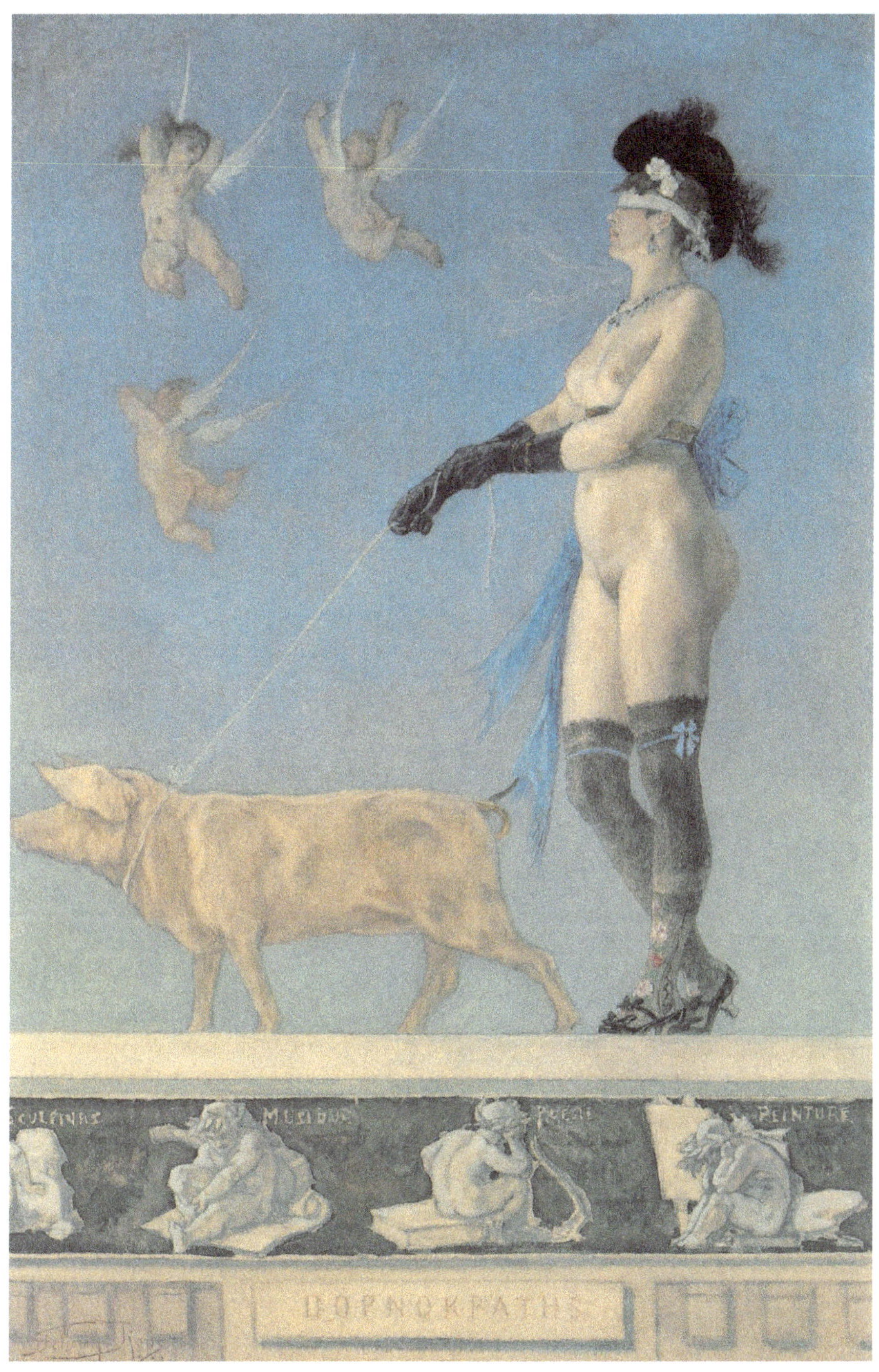
SCULPTURE
MUSIQUE
POÉSIE
PEINTURE
PORNOKRATES

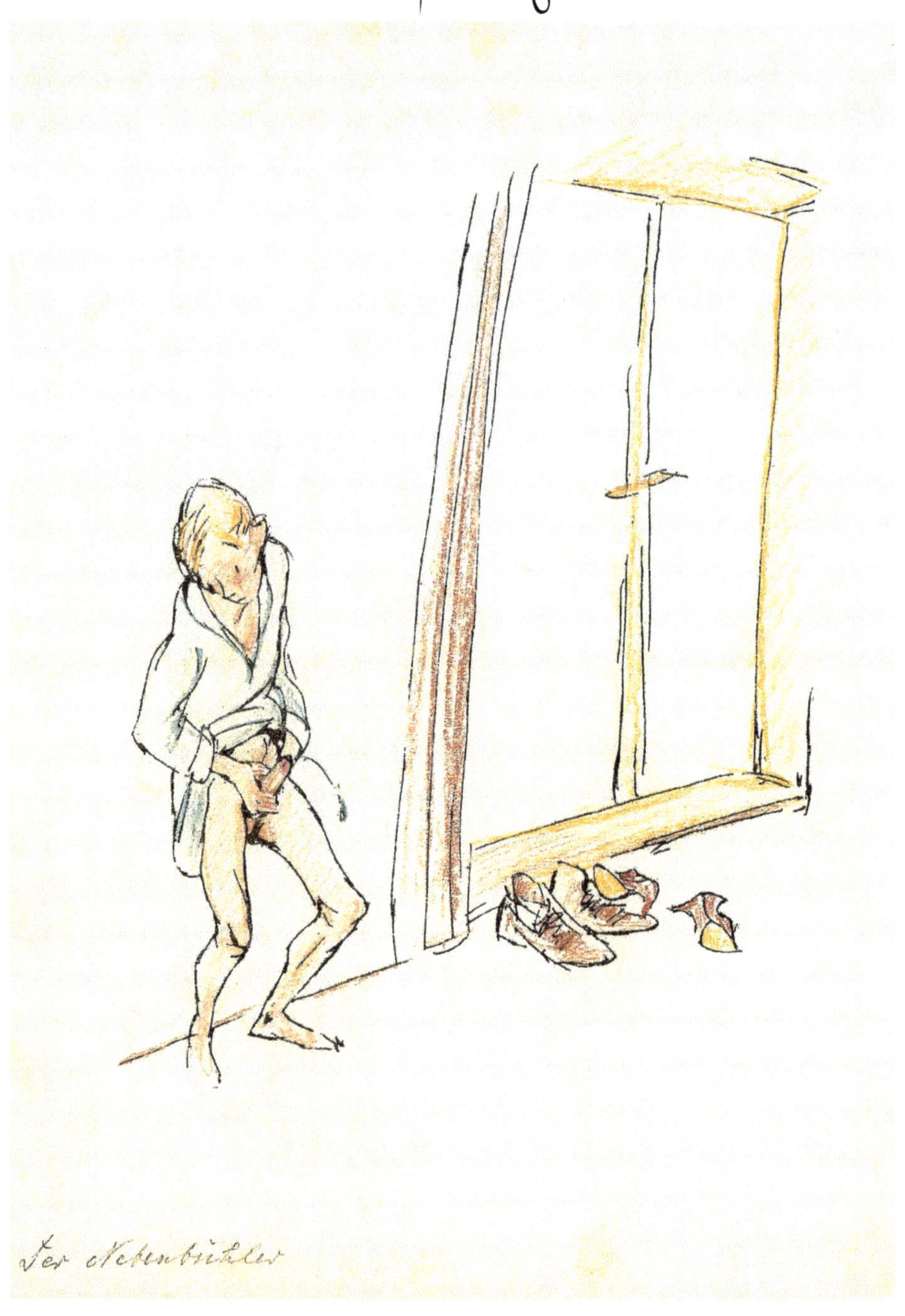

57. Der Nebenbuhler.

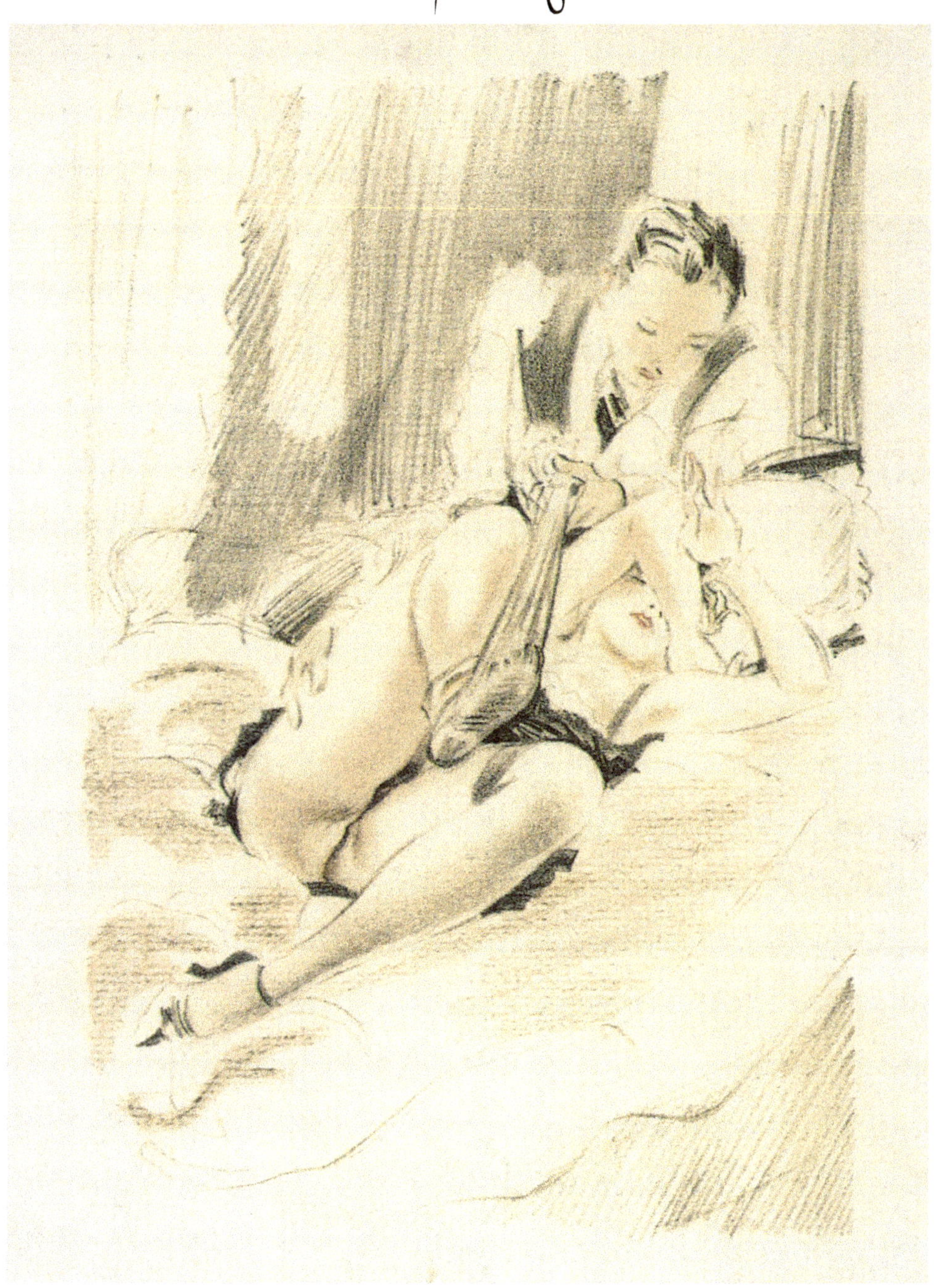

58. *Frühlingsidylle*, Rojan, 1933.

Bildlegenden

1. Aquarell aus einem englischen Album, 1880.
2. *Voyeurs*, Rojan, um 1930.
3. Photo einer jungen Pariserin, um 1930.
4. Photo, Paris, um 1900.
5. *Die gelbe Sultanin*, Léon Bakst, 1916.
6. *Portrait der Prinzessin Olga Orlova*, Valentin Serov, 1911.
7. *Tänzerloge. Schneekristalle*, Zinaïda Serebriakova, 1923.
8. Aquarell, De Monceau, um 1940.
9. *Die Legende von Joseph*, Zeichnug für das Kostüm der Frau von Putiphar, Léon Bakst, 1914.
10. *Der grüne Strumpf*, Egon Schiele, 1914.
11. *Frau mit weissen Strümpfen*, Gustave Courbet, 1861.
12. *Judith*, Giorgone, um 1500.
13. *Die Toilette*, François Boucher (Detail), 1742.
14. Farbige Lithografie, Otto Schoff, um 1930.
15. *Venus, Göttin der Liebe*, anonymes Gemälde des 17. Jh.
16. Anonyme flagellantistische Pastellzeichnung der 50er Jahre, Deutschland.
17. Aquarell, Rojan, 1925.
18. *Voyeurs*, Rojan, um 1930.
19. *Voyeurs*, Rojan, um 1930.
20. *Bildnis der Gattin des Künstlers*, Egon Schiele, 1917, Gouache und schwarzer Stift.
21. Rosarium Philosophorum, *Die sehr reichen Stunden des Herzogs von Berry*, 1556.
22. Bemalte Bronzestatue, Ende 19. Jh.
23. Photo, Paris, Anfang 20. Jh.
24. *Der Traum von der Orgie*, Lithografie, 1800-1850.
25. Französische Zeichnung, anonym, 1910.
26. *Diana im Bad*, Antoine Watteau, 1712.
27. Aquarell, Rojan, 1925
28. *Im Taxi*, Rojan, Aquarell, 1930
29. Farbige Lithografie von Otto Schoff, um 1930.
30. Anonyme Zeichnung, 1922.
31. Kreation Perugia, 20er Jahre.
32. Lithografie, Margit Gaal, 1921.
33. *Das Mahl bei Simon dem Pharisäer*, Rubens, 1620, Ermitage, St. Petersburg.
34. *Das Schuhband*, Edgar Degas, ca. 1880-1885.
35. *Nacktstudie*, Toulouse-Lautrec, 1883.
36. *Umarmung in der Natur*, US-amerikanisches Aquarell, 30er Jahre.
37. Aquarell, de Monceau, um 1940.

www.ingramcontent.com/pod-product-compliance
Lightning Source LLC
Chambersburg PA
CBHW042306070726
47818CB00010B/234